Sven-David Müller
unter Mitarbeit von Claudia Reimers

ZIMT GEGEN ZUCKER

Der natürliche Helfer
bei hohem Blutzucker

Mit Praxistipps für
Diabetiker Typ 2

Vollständig aktualisierte und
erweiterte Neuauflage

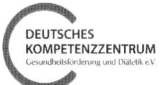 Empfohlen vom
Deutschen Kompetenzzentrum
Gesundheitsförderung und Diätetik e.V.

www.zimt-statt-zucker.de

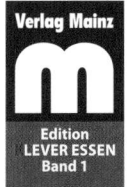

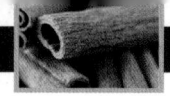

Inhalt

Vorwort zur 2. Auflage	3

Was ist Diabetes mellitus? 9

Volkskrankheit Diabetes	10
Hintergrund Zuckerstoffwechsel	11
Wie entsteht Diabetes mellitus?	13
Verschiedene Diabetestypen	17
Risikofaktor Übergewicht	21
Folgeerkrankungen vermeiden	23
Blutzuckerwerte kontrollieren	26
Das metabolische Syndrom	28
Die gute Nachricht: Diabetes Typ 2 lässt sich verhindern	30

Zimt gegen Zucker 31

Was ist Zimt?	32
Was ist in Zimt drin?	36
Zimt als Gewürz	36
Zimt als Heilmittel	37
Wissenschaftliche Untersuchungen über Zimt?	40
Wie wirkt Zimt gegen Zucker?	44
Fazit der Studie	45

Diabetesschulung und -therapie 49

Auf Qualität der Schulung achten	50
Prävention durch gesunde Ernährung	53
Die Nährstoffe im Essen	54
Das 14-Tage Programm: Blutzucker natürlich sinken	62
Das müssen Sie täglich beachten	63

Adressen, Literatur	78
Register	79
Impressum	80

Vorwort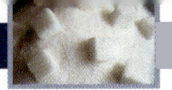

Vorwort zur 2. Auflage

Seit Millionen von Jahren war für Menschen Bewegung garantiert, Nahrungsmittel aber nicht. Seit einigen Jahrzehnten ist in den westlichen Industrieländern für praktisch alle Nahrung garantiert, die Bewegung aber nicht. Wir entwickeln uns zunehmend zu dicken Coachpotatoes mit erhöhten Blutzuckerwerten, erhöhten Blutfettwerten und dickem Bauch.

Diese massive Änderung der Lebensumstände stellt ein gesundheitliches Risiko dar, und die Folge sind Stoffwechselstörungen verschiedener Art. Das Spektrum der wohlstandsbedingten Krankheiten reicht vom Diabetes mellitus Typ 2 über erhöhte Harnsäurewerte und Gicht bis zu erhöhten Blutfettwerten. Täglich erkranken mehr Menschen an ernährungs(mit)bedingten Erkrankungen und bei vielen steigt der Blutzuckerspiegel.

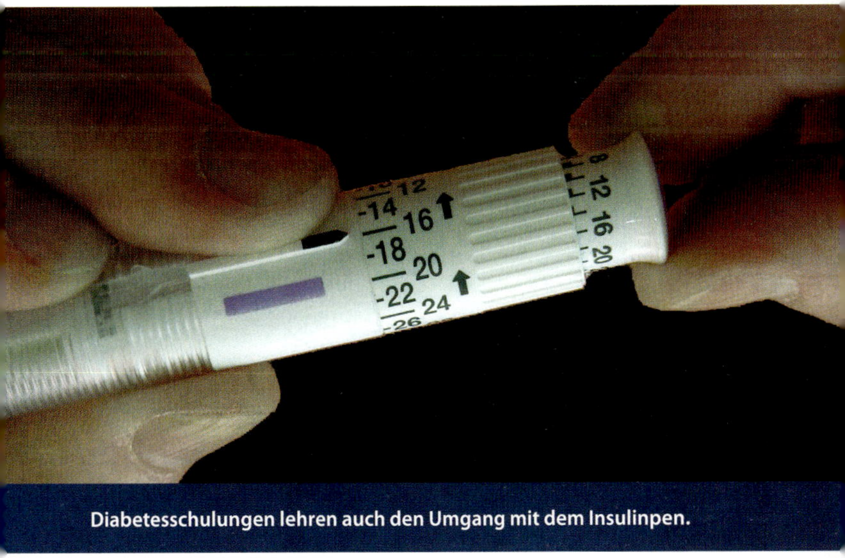

Diabetesschulungen lehren auch den Umgang mit dem Insulinpen.

Vorwort

Bewegungsmangel durch mangelhafte sportliche Aktivität und wenig Alltagsbewegung sowie Übergewicht und Genetik sind die wichtigsten Ursachen für die oben genannten weit verbreiteten Erkrankungen. Die Deutsche Diabetes Gesellschaft schätzt, dass momentan acht Millionen Menschen in Deutschland an Diabetes mellitus leiden. Die Zahl der unentdeckten Diabetiker ist riesig und viele Menschen leiden an der Diabetesvorstufe, die Mediziner als pathologische Glukosetoleranz oder Prädiabetes bezeichnen. Für das Jahr 2020 rechnen Experten mit bereits 15 Millionen Diabetikern. Dabei ist der Diabetes mellitus längst kein Problem der Älteren mehr. Immer mehr Schulkinder und Jugendliche sind so dick und unbeweglich, dass sie an Diabetes mellitus Typ 2, der früher auch als Altersdiabetes bezeichnet wurde, erkranken.

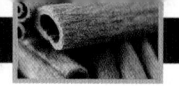

Diabetes mellitus heißt übersetzt honigsüßer Hindurchfluss und der Volksmund kennt sie als Zuckerkrankheit. Die Stoffwechselkrankheit ist gekennzeichnet von einer Störung der Zuckerverwertung. Der Zucker aus dem Blut (Blutzucker = Traubenzucker) kann nicht in die Zellen gelangen und dadurch steigt der Blutzuckerspiegel an. Das hat dauerhaft schwerwiegende Folgen wie Erblindung, Nierenversagen, diabetischer Fuß bis zur Amputation, Schlaganfall und Herzinfarkt. Diabetiker haben oft erhöhte Blutfettwerte (Cholesterin) und auch Bluthochdruck. Gegenüber der Allgemeinbevölkerung ist die Lebenserwartung von Diabetikern reduziert. Eine moderne Diabetestherapie verbessert die Lebensqualität und die Lebenserwartung von Diabetikern. Wissenschaftliche Studien haben weltweit bewiesen, dass Zimt einen bedeutenden Stellenwert bei der Behandlung von erhöhten Blutzuckerwerten und auch erhöhten Blutfettwerten einnimmt. Es ist zweifelsfrei bewiesen, dass sekundäre Pflanzenstoffe aus dem Zimt die Insulinwirkung verstärken

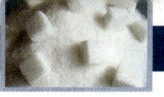

Der Autor

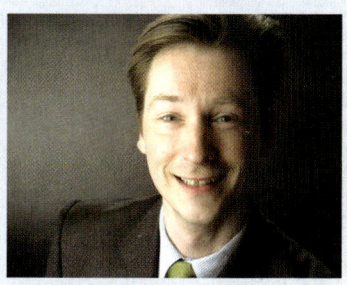

Sven-David Müller ist Medizinjournalist, Gesundheitspublizist, Diätexperte und Ernährungsexperte. Er hat Applied Nutritional Medicine (Angewandte Ernährungsmedizin) studiert und den akademischen Grad Master of Science (M. Sc.) erlangt. Er ist staatlich anerkannter Diätassistent, war zehn Jahre Pressesprecher am Universitätsklinikum Aachen. An der Universitätsklinik Jena schloss er eine Fortbildung zum Diabetesberater DDG ab und absolvierte eine Redaktionsausbildung in einem medizinischen Fachverlag. Der Ernährungs- und Diabetesexperte war rund 10 Jahre an der Universitätsklinik tätig.

Sven-David Müller ist Autor von populärwissenschaftlichen Sachbüchern, Fachbüchern sowie Kolumnist von Zeitschriften. Die Deutsche Nationalbibliothek verzeichnet 115 Bücher in neun Sprachen von ihm. Bestseller: Kalorien-Nährwert-Lexikon, Moderne Ernährungsmärchen, Dicke Diätlügen, Diätetik – Praxisbuch, Das Kalorienkiller-Kochbuch, Fettkiller und Diabetes-Ampel.

Für seine Leistungen im Bereich Ernährung und Diabetes mellitus erhielt er das Bundesverdienstkreuz.

und den Blutzuckerspiegel optimieren. Genauer gesagt lässt sich feststellen, dass Zimt den Blutzuckerspiegel senkt und trotzdem keine Hypoglykämien (Unterzuckerungen) auslöst.

Von diesem Effekt haben schon hunderttausende von Diabetikern profitiert und zunehmend setzen auch Menschen mit der Vorstufe des Diabetes, der als Prädiabetes bezeichnet wird, auf Zimt. Die erste Auflage meines Buches „Zimt gegen Zucker" hat sich mehr als 100.000 mal verkauft und es ist auch ein Rezeptbuch dazu erschienen. Ich habe das Buch jetzt vollständig überarbeitet, erweitert und die wissenschaftliche Literatur aktuell durchkämmt, um aktuelle

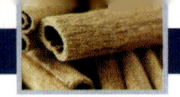

Vorwort

Erkenntnisse einbringen zu können. Cassia-Zimt enthält relativ viel Cumarin. Diese Substanz ist in größeren Mengen gesundheitsschädlich. Untersuchungen beweisen, dass wässriger Zimtextrakt cumarinfrei ist. Und im Gegensatz zu Cassia-Zimt ist Ceylon-Zimt cumarinarm. Menschen, die mit Zimt oder Zimtextrakt ihren Blutzuckerspiegel und/oder ihre Blutfettwerte optimieren möchten, brauchen also keine Angst vor Cumarin zu haben. Haushaltsübliche Zimtmengen sind auch bei Cassia-Zimt kein Problem. Ceylon-Zimt und wässriger Zimtextrakt sind bezüglich Cumarin völlig ohne Risiko.

Bisher war die Diabetesbehandlung symptombezogen. Das heißt, dass das Symptom erhöhter Blutzucker bekämpft worden ist. Mit Zimt ist es aber möglich, die Ursache für den erhöhten Blutzuckerspiegel zu bekämpfen. Und das ist die Insulinresistenz. Mit Zimt ist eine moderne Diabetestherapie möglich. Zimt ersetzt die Diabetesdiät und die möglicherweise notwendige medikamentöse Behandlung nicht. Aber sie ergänzt sie hervorragend. Und viele Menschen, die einen Prädiabetes haben, können der Entwicklung eines manifesten Diabetes mellitus Typ 2 mit Zimtextrakt verhindern. Wer hätte das von einem Gewürz gedacht. Bedauerlich ist, dass die Pharmalobby nicht nur nichts von Zimt hält, sondern Diabetikern die Möglichkeit geradezu vorenthält. Zimt kann andere Diabetes-Medikamente nicht

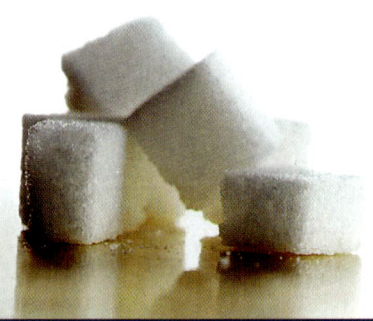

Zucker hat es in sich.

Vorwort

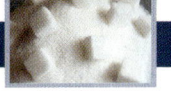

ersetzen, aber die Stoffwechseleinstellung von Diabetikern verbessern. Wieso die Pharmaindustrie das nicht als Vorteil für die Patienten sieht, ist mir unverständlich. Dabei gibt es an den blutzuckerregulierenden Effekten von Zimt wissenschaftlich überhaupt nichts zu zweifeln.

Zimt zählt nicht nur zu den ältesten bekannten und am häufigsten verwandten Gewürzen, es hat auch seit Jahrtausenden insbesondere in tropischen Ländern einen festen Platz in der Medizin. Seit einigen Jahren hat sich Zimt bestens in der ergänzenden Diabetestherapie insbesondere bei Typ 2 Diabetikern etabliert. Eine Vielzahl wissenschaftlicher Studien, die in hochkarätigen Fachzeitschriften publiziert worden sind, überzeugen auch Diabetologen. Aktuelle Studien zeigen auch, dass Zimt einen Platz in der Behandlung des Prädiabetes hat. Prädiabetes ist die Vorstufe der chroni-

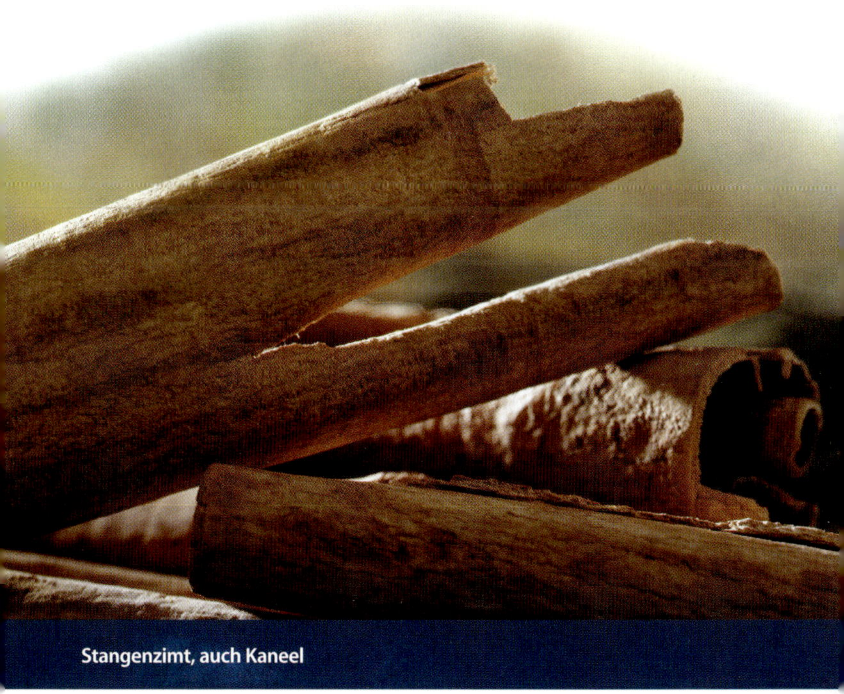

Stangenzimt, auch Kaneel

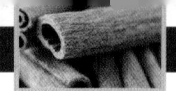

Vorwort

schen Stoffwechselstörung. Die beginnende Erhöhung des Blutzuckerspiegels lässt sich durch eine gezielte Zimttherapie verhindern. Zimt ist in der Lage den Blutzucker zu optimieren und so vor dem Ausbruch der Erkrankung zu schützen. Zusätzlich senkt Zimt aber auch die Blutfettwerte. Bei Diabetes mellitus ist es wichtig, den Langzeitzuckerwert HBA1 zu normalisieren und Studien weisen nach, dass der HBA1 durch Zimt in den gesunden Bereich abgesenkt wird. Ich bin selbst seit 1976 Diabetiker. Allerdings leide ich unter Typ 1 Diabetes mellitus. Aber auch bei Typ 1 Diabetikern verbessert Zimt die Insulinwirkung und reduziert die Insulinresistenz und natürlich auch erhöhte Blutfettwerte. Ich profitiere selbst von der Wirkung von Zimt.

In meiner Praxis empfehle ich meinen Diabetes-Patienten regelmäßig Zimt zur Optimierung der Diabetestherapie. Ich freue mich, wenn ich Ihnen in diesem Buch viele Anregungen für eine optimale Diabetestherapie geben kann. Wenn Sie Fragen oder Anregungen haben, können Sie sich jederzeit gerne per E-Mail an mich wenden. Ich helfe Ihnen gerne weiter. Abschließend wünsche ich Ihnen allzeit gute Blutzuckerwerte.

Ich danke der Ernährungswissenschaftlerin Claudia Reimers für die hervorragende Kooperation und wissenschaftliche Recherche, die sehr zur Entstehung des Werkes beigetragen hat.

Sven-David-Müller, M.Sc.
Master of Science in Applied Nutritional Medicine
(angewandte Ernährungsmedizin), staatlich anerkannter Diätassistent
und Diabetesberater DDG (Deutsche Diabetes Gesellschaft),
Zentrum und Praxis für Ernährungskommunikation,
Diätberatung und Gesundheitspublizistik (ZEK)

Autorenanschrift: Sven-David Müller, M.Sc.
Zentrum und Praxis für Ernährungskommunikation, Diätberatung und Gesundheitspublizistik (ZEK) Wendenschloßstraße 439
12557 Berlin

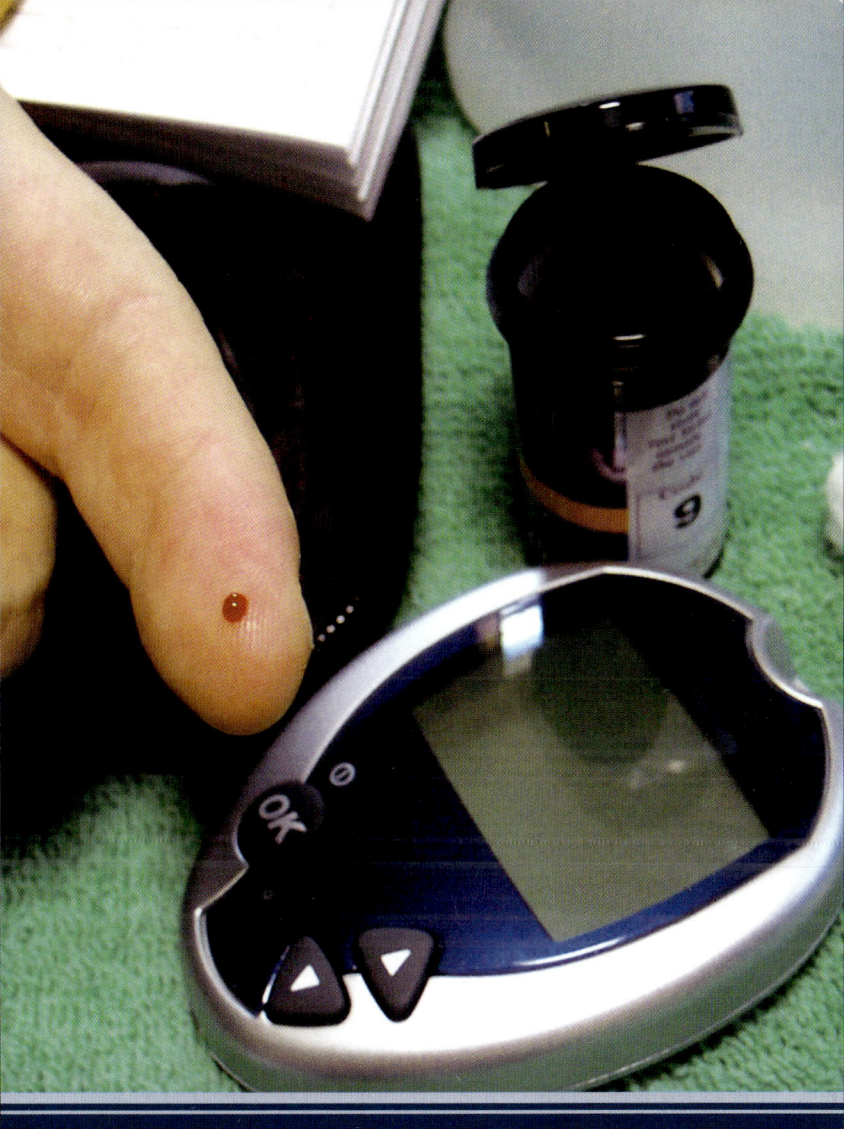

Was ist Diabetes mellitus?

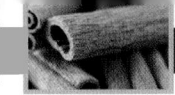

Volkskrankheit Diabetes

Diabetes mellitus ist eine chronische, also nicht heilbare Stoffwechselkrankheit - im Volksmund auch als »Zuckerkrankheit« bezeichnet. Das wichtigste Merkmal dieser Erkrankung ist ein erhöhter Blutzuckerspiegel aufgrund eines gestörten Zuckerstoffwechsels.

Volkskrankheit Diabetes

Diabetes mellitus ist schon seit der Antike bekannt. Wörtlich übersetzt heißt der griechische beziehungsweise lateinische Ausdruck »Diabetes mellitus« »honigsüßer Durchfluss«. Tatsächlich ist der Urin von Diabetikern süß, und Ärzte stellten früher Diabetes mellitus fest, indem sie den Urin ihrer Patienten kosteten.

In den damaligen Zeiten war die Diagnose Diabetes mellitus ein schwerer Schicksalsschlag für die Betroffenen, denn erst seit der Entdeckung des Insulins 1921 durch die Kanadier Frederik Grant Banting und Charles Herbert Best kann Diabetes mellitus behandelt werden. Durch die Verwendung von Insulin lässt es sich heute relativ gut mit der Krankheit leben.

Das Merkmal einer Erkrankung an Diabetes mellitus ist der erhöhte Blutzuckerspiegel. Von einem erhöhten Blutzuckerspiegel spricht der Arzt, wenn der Blutzuckerwert nach Mahlzeiten 200 mg/dl überschreitet oder im Nüchtern-Blutzucker über 110 mg/dl liegt. Ein zu hoher Blutzuckerspiegel ist gefährlich und kann auf Dauer die Gesundheit unmittelbar und langfristig gefährden.

Normale Blutzuckerwerte	Erhöhte Blutzuckerwerte
Nüchtern-Blutzucker: < 110 mg/dl	Nüchtern-Blutzucker: > 110 mg/dl
Nach den Mahlzeiten: > 140 mg/dl	Nach den Mahlzeiten: > 200 mg/dl

Diabetes Typ 1 und 2

Diabetologen unterteilen den Diabetes mellitus grob in zwei verschiedene Arten: Diabetes mellitus Typ 1 und Diabetes mellitus Typ 2. Der Diabetes mellitus Typ 1 tritt meis-

Hintergrund Zuckerstoffwechsel

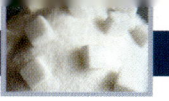

tens bei jüngeren Personen auf. Typ-1-Diabetiker müssen sich mehrmals täglich Insulin spritzen, da ihr Körper kein Insulin mehr herstellen kann.

Typ-2-Diabetiker sind meistens über 40 Jahre alt und haben Übergewicht, daher nennt man diese Form auch Altersdiabetes. Seit einigen Jahren leiden jedoch auch immer mehr übergewichtige Kinder und Jugendliche unter Diabetes mellitus Typ 2. Hier reagieren die Körperzellen nicht mehr auf Insulin, sodass sie keinen Blutzucker mehr verwerten können, obwohl genügend Insulin vorhanden ist.

Nach Schätzung der Deutschen Diabetes Union (DDU) leiden ungefähr 8 Millionen Menschen in Deutschland unter Diabetes mellitus. 90 Prozent davon leiden unter Typ-2-Diabetes, das sind knapp 8 Millionen Menschen. Die DDU rechnet damit, dass sich in den nächsten Jahren diese Zahlen drastisch erhöhen werden.

Hintergrund Zuckerstoffwechsel

Diabetes mellitus betrifft den Kohlenhydrat-, Eiweiß- und Fettstoffwechsel, doch insbesondere ist der Zuckerstoffwechsel gestört. Das wichtigste Symptom ist die Hyperglykämie, die Überzuckerung. In erster Linie wird Diabetes mellitus daher über die Blutzuckerveränderungen definiert.

Jeder Mensch hat Zucker...

Der menschliche Körper braucht Energie, damit er funktioniert. Diese Energie stammt aus der Nahrung. Mit der Nahrung, also mit dem Essen, nehmen wir hauptsächlich Kohlenhydrate auf. Kohlenhydrate kommen entweder langkettig in Form von Stärke vor, wie beispielsweise in Nudeln, Brot und Kartoffeln, oder kurzkettig, wie zum Beispiel in Obst oder Zucker. Durch die Verdauung werden die langkettigen Kohlenhydrate (Stärken) in Einfachzucker (Traubenzucker = Glukose) aufgespalten und gelangen ins Blut. Nach dem Essen steigt daher der Zuckergehalt im Blut

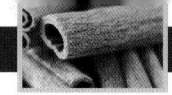

Hintergrund Zuckerstoffwechsel

an. Der Blutzucker ist sozusagen das Benzin des Körpers. Besonders stark steigt der Blutzuckerspiegel nach kohlenhydratreichen Mahlzeiten. Entscheidend ist dabei die Menge der kurzkettigen bzw. einfachen Kohlenhydrate, also der Glukosegehalt der Lebensmittel. So steigt der Blutzuckerspiegel durch den Verzehr von Lebensmitteln aus Weißmehl schneller an als bei Nahrungsmitteln aus Vollkorn. Noch langsamer steigt der Blutzuckerspiegel nach dem Verzehr von Milch und/oder Obst.

Die Schlüsselrolle von Insulin

Mit dem Blutkreislauf gelangt der Einfachzucker, also die Glukose, zu den Körperzellen. Die Körperzellen nehmen die Glukose aus dem Blut auf und gewinnen daraus die Energie für den menschlichen Organismus. Um Glukose aufnehmen

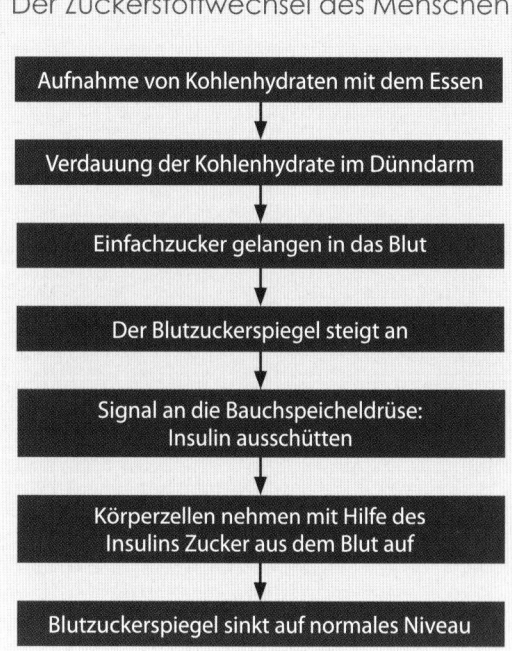

Wie entsteht Diabetes mellitus?

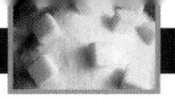

zu können, benötigen die Zellen das Hormon Insulin, das in den Inselzellen der Bauchspeicheldrüse gebildet wird. Insulin funktioniert sozusagen als »Schlüssel«, es »schließt« die Körperzelle für die Glukose auf. Der Zucker wird in die Zellen aufgenommen, und der Blutzuckerspiegel sinkt.

Die Insulinausschüttung der Bauchspeicheldrüse wird ausgelöst durch die Menge an Glukose (= Traubenzucker) im Blut. Ist viel Glukose im Blut vorhanden, der Blutzuckerspiegel also hoch, wird auch viel Insulin gebildet.

Schon ein geringer Blutzuckeranstieg reicht aus, um die Insulinausschüttung auszulösen. Ist dagegen wenig Glukose im Blut vorhanden, der Blutzuckerspiegel also niedrig, wird nur wenig oder kein Insulin in der Bauchspeicheldrüse gebildet.

Eine bestimmte Menge an Glukose im Blut ist für die Zellfunktion lebensnotwendig. Besonders die Zellen, die sehr viel Energie verbrauchen, wie beispielsweise Muskelzellen und Organzellen, brauchen eine konstante, gleich bleibende Glukosemenge im Blut. Insulin sorgt sowohl für die Aufnahme des Zuckers in die Körperzellen als auch für einen konstanten Blutzuckerspiegel.

Wie entsteht Diabetes mellitus?

Bei einer Diabeteserkrankung ist entweder zu wenig oder gar kein Insulin vorhanden, oder es kann nicht richtig wirken. Es fehlt also der »Schlüssel«, um die Körperzellen für die Zuckeraufnahme aufzuschließen, oder der Schlüssel passt nicht richtig (Insulinresistenz). Dadurch kann die Glukose nicht in die Körperzellen aufgenommen werden, sie bleibt im Blut, und der Blutzuckerspiegel steigt an. Den Körperzellen fehlt demzufolge die Glukose, um Energie zu gewinnen. Die Zellen benutzen dann Fettsäuren aus Fetten, die in den Fettzellen des Körpers gespeichert sind. Als Abfallprodukte aus diesem Fettabbau entstehen Ketonkörper, die das Blut übersäuern und zu einer gefährlichen Ketoazidose führen können.

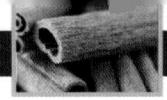

Wie entsteht Diabetes mellitus?

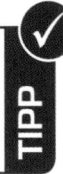

Diabetes mellitus:
Der Zuckerstoffwechsel ist gestört, da zu wenig oder gar kein Zucker aus dem Blut in die Körperzellen aufgenommen werden kann.

Unterzuckerung

Sinkt der Blutzuckerspiegel auf unter 50 mg/dl ab, entsteht eine Unterzuckerung. Der Körper reagiert dann mit Heißhunger, Schwitzen, Zittern und Verwirrtheit, da das Gehirn ständig Zucker benötigt und er seine einzige Energiequelle ist. Unterzuckerungen treten bei Diabetikern auf, die mit sulfonylharnstoffhaltigen, insulinotropen Medikamenten oder Insulin behandelt werden. Diese Diabetiker müssen daher darauf achten, Zwischenmahlzeiten einzuhalten, um ihren Blutzuckerspiegel im Normalbereich zu halten und um eine Unterzuckerung zu vermeiden.

Schlimmstenfalls kommt es bei einer Unterzuckerung zur Ohnmacht, weil das Gehirn wegen Energiemangels nicht mehr arbeiten kann. Dann ist schnelle medizinische Hilfe erforderlich, um bleibende Schäden am zentralen Nervensystem zu vermeiden. Eine drohende Unterzuckerung bemerkt ein Diabetiker meistens selbst und nimmt dann schnell wirkende Kohlenhydrate wie Traubenzucker, zuckerhaltige Getränke oder Honig zu sich.

Überzuckerung

Eine starke Überzuckerung, also ein zu hoher Blutzuckerspiegel, zeigt sich in Müdigkeit, Schwäche, häufigem Wasserlassen und starkem Durst. Wenn der Blutzuckerspiegel weiter ansteigt, kommt es auch hier zu Verwirrtheit und schließlich zum Koma. Medizinische Hilfe ist sofort erforderlich. Aber auch ein leicht erhöhter Blutzucker, der nicht direkt zu merken ist, richtet Schaden im Körper an. Dieses bleibt aber zunächst unbemerkt.

Wie entsteht Diabetes mellitus?

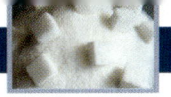

Wie wird Diabetes mellitus festgestellt?

Um Diabetes mellitus festzustellen, misst der Arzt den Zucker im Blut, und zwar zunächst den Nüchtern-Blutzucker. »Nüchtern« bedeutet, dass seit der letzten Mahlzeit acht bis zwölf Stunden vergangen sind. Die Messungen werden zwei- bis dreimal wiederholt. Nach der Messung des Nüchtern-Blutzuckers misst der Arzt auch den Blutzuckerwert nach dem Essen. Der Blutzuckerspiegel eines Gesunden liegt »nüchtern« normalerweise zwischen 60 und 109 mg/dl, nach kohlenhydrathaltigen Mahlzeiten kann er kurzfristig bis auf 160 mg/dl ansteigen. Bei Diabetes mellitus liegen die Nüchtern-Blutwerte bei über 110 mg/dl und nach den Mahlzeiten bei über 200 mg/dl.

Weiterhin wird die Menge des Insulins im Blut gemessen sowie ein »Oraler Glukosetoleranztest« (OGTT) durchgeführt. Bei dem OGTT nimmt der Patient eine bestimmte Menge in Wasser aufgelösten Traubenzucker zu sich, und der Arzt misst zuerst nach einer und dann nochmals nach einer weiteren Stunde den Anstieg des Blutzuckerspiegels. Bei manchen Patienten, die nüchtern normale Blutzuckerwerte haben, kann mit diesem Test ein versteckter Diabetes festgestellt werden.

In der Tabelle auf Seite 16 sind die genauen Blutwerte dargestellt, nach den Diabetes-Leitlinien der Deutschen Diabetes Gesellschaft.

Bewertung des HbA_{1C}* Die Güte der Stoffwechseleinstellung ist:	
sehr gut	< 6,1 %
gut	6,1 % → 7,0 %
noch befriegend	7,0 % → 7,5 %
mäßig	7,5 % → 8,0 %
schlecht	> 8,0 %

* Der HbA_{1C} Wert gibt den Grad der Diabeteserkrankung.
Ausführliche Erklärung auf Seite 17

Der Blutzucker wird seit neuestem in mmol/l (Millimol pro Liter: Anzahl Blutzuckerteilchen pro Liter Blut) angegeben. Da sich diese neue Einheit noch nicht überall durchgesetzt hat, findet man oft noch die Angabe von Messwerten in mg/dl (Milligramm

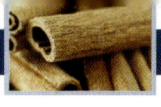

Wie entsteht Diabetes mellitus?

Blutzuckerwerte

		Normale Werte	**Auffällig**	**Diabetes**
Blutzuckerwert nüchtern (→ Seite 10)	kapillär (aus der Fingerbeere)	unter 100 mg/dl unter 5,5 mmol/l	100 - 110 mg/dl 5,5 - 6,1 mmol/l	über 110 mg/dl über 6,1 mmol/l
Blutzuckerwert 1 bis 2 Stunden nach der Mahlzeit oder nach OGTT		unter 140 mg/dl unter 7,8 mmol/l	140 - 200 mg/dl 7,8 - 11,1 mmol/l	über 200 mg/dl über 11,1 mmol/l
	venös (aus der Vene)	unter 120 mg/dl unter 7,0 mmol/l	120 - 180 mg/dl 7,0 - 10,0 mmol/l	über 180 mg/dl über 10,0 mmol/l
HbA_{1C} (→ Seite 12 & 14)		**im Normbereich** gut = unter 6,5 %	**leicht erhöht** mäßig = 6,5 % - 7,5%	**über die Norm** schlecht = über 7,5 %

Umrechnungsfaktor von mg/dl in mmol/l: 18mg/dl = 1mmol/l.
Beispielsweise entsprechen 90 mg/dl demnach 5 mmol/l (90 geteilt durch 18).

Diabetes-Leitlinien der Deutschen Diabetes Gesellschaft

Verschiedene Diabetestypen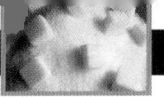

pro Deziliter: Gewicht der Blutzuckerteilchen pro Deziliter Blut). Die Umrechnung von mg/dl in mmol/1 ist einfach: 18 mg/dl entsprechen 1 mmol/1.

Die Bedeutung des HbA_{1c} - Wertes

Der HbA_{1c}-Wert ist das so genannte Blutzuckergedächtnis. Mit Hilfe des HbA_{1c}-Wertes kann der Arzt den Grad der Diabeteserkrankung und auch die Güte der Stoffwechseleinstellung feststellen. HbA_{1c} ist eine stabile (nicht mehr trennbare) Verbindung aus dem roten Blutfarbstoff und dem Zucker (Glukose) im Blut. Der Blutfarbstoff befindet sich in den roten Blutkörperchen. Die stabile HbA_{1c}-Verbindung bleibt so lange im Blut, wie die Blutkörperchen leben, also durchschnittlich 120 Tage. In einer Blutprobe kommen sowohl alte als auch junge Blutkörperchen vor, so kann man mit dem HbA_{1c}-Wert die Blutzuckerverhältnisse der letzten acht bis zwölf Wochen beurteilen. Das Ziel für eine gute Stoffwechseleinstellung ist ein langfristiger HbA_{1c}-Wert unter 7 Prozent.

Verschiedene Diabetestypen

Diabetes mellitus kommt in verschiedenen Formen vor. Mediziner unterteilen den Diabetes mellitus folgendermaßen:

- Diabetes mellitus Typ 1
- Diabetes mellitus Typ 2
- Schwangerschaftsdiabetes
- Weitere Diabetestypen

Die am häufigsten vorkommenden Formen von Diabetes sind Diabetes mellitus Typ 1 und Typ 2. Zu den selteneren Formen des Diabetes mellitus zählen:

- Schwangerschaftsdiabetes, der erstmalig während einer Schwangerschaft auftritt, und
- weitere Formen wie Diabetes mellitus, der durch Vergiftungen, Erkrankungen, Medikamente oder genetische Störungen ausgelöst wird.

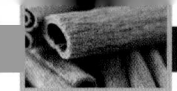

Verschiedene Diabetestypen

Diabetes mellitus Typ 1 - eine Autoimmunerkrankung

Diabetes mellitus Typ 1 entsteht durch eine Entzündung der Insulin produzierenden Zellen (Inselzellen) in der Bauchspeicheldrüse, bei der die Inselzellen langsam zerstört werden. Mediziner gehen heute davon aus, dass die Zerstörung dieser Inselzellen auf einer Autoimmunreaktion beruht. Das bedeutet, der Körper richtet seine Antikörper, die normalerweise gegen Krankheitserreger wirken, gegen sich selbst. Diese fehlgeleiteten Antikörper im Blut können im Labor nachgewiesen werden und gelten als Marker für einen Diabetes mellitus Typ 1. Die restlichen Inselzellen sind überlastet und können nicht mehr genügend Insulin produzieren. Der Patient muss sich das dringend benötigte Insulin spritzen. Ohne Insulin kann ein Typ-I-Diabetiker nicht überleben!

Diese Diabetesform kann in jedem Lebensalter auftreten, beginnt aber oft schon im Jugendalter. Zu etwa 10 bis 20 Prozent ist der Diabetes mellitus Typ 1 vererbt. Der Arzt entdeckt diese Form von Diabetes mellitus meistens aufgrund akuter Beschwerden der Patienten. Die Anzeichen für eine Erkrankung sind: starker Durst, häufiges Wasserlassen, Gewichtsabnahme ohne Grund, Müdigkeit und Abgeschlagenheit.

Diabetes mellitus Typ 2 - eine Zivilisationskrankheit

Typ-2-Diabetes entwickelt sich schleichend über einen Zeitraum von mehreren Jahren. Er wird auch als »Altersdiabetes« bezeichnet, denn diese Erkrankung betraf früher nur ältere Menschen. Heute wird Typ-2-Diabetes immer öfter schon bei übergewichtigen Kindern und Jugendlichen festgestellt.

Im Gegensatz zu Diabetes mellitus Typ 1 besteht bei Typ 2 zunächst kein Insulinmangel. Es ist eine Erkrankung mit Insulinresistenz, das heißt, die Körperzellen sind unempfindlich gegenüber dem Insulin geworden (-> Seite 27). Es ist also Insulin da, aber es kann nicht richtig wirken. Oft kommt auch

Verschiedene Diabetestypen

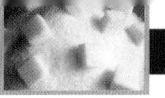

noch dazu, dass der Körper nicht schnell genug oder zu wenig Insulin bildet. Der Zucker kann also nicht richtig von den Zellen aufgenommen werden, daher ist nach dem Essen der Blutzuckerspiegel zu hoch. Die Neigung zu einer Insulinunempfindlichkeit ist sehr oft angeboren, wird aber auch durch Bewegungsmangel und Übergewicht ausgelöst. Diabetes mellitus ist daher eine klassische Zivilisationskrankheit.

Durch das Überangebot von Lebensmitteln in den industrialisierten Ländern und einer daraus folgenden Überernährung ist der menschliche Stoffwechsel überfordert. Wird das Insulin aufgrund der Insulinresistenz nicht richtig verwertet, muss der Körper noch mehr Insulin herstellen, damit die Zellen überhaupt noch Zucker aus dem Blut aufnehmen können. Diesen Vorgang nennt man »gestörte Glukosetoleranz«. Da nun sehr viel Insulin vorhanden ist, die Körperzellen aber trotzdem nur wenig Zucker aufnehmen können, werden sie noch unempfindlicher gegenüber dem Insulin, und der Körper muss noch mehr Insulin herstellen. Dadurch entsteht ein Teufelskreis aus immer höherer Insulinproduktion und immer unempfindlicheren Körperzellen. Durch neue Zuckeraufnahme mit dem Essen steigt der Blutzuckerspiegel weiter an, und irgendwann schaffen es die Inselzellen in der Bauchspeicheldrüse nicht mehr, genug Insulin zu produzieren. Sie »brennen« aus und stellen die Insulinproduktion schließlich ein. Nun muss auch hier Insulin gespritzt werden.

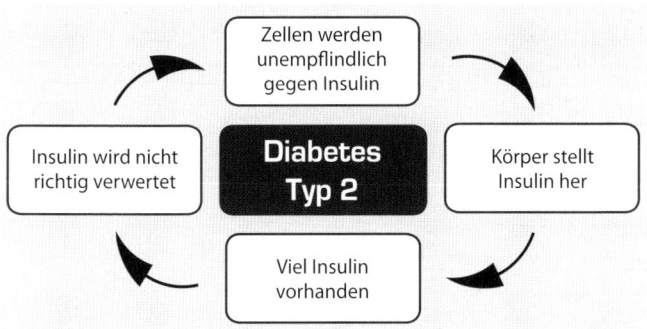

Teufelskreis: Die gestörte Glucosetoleranz

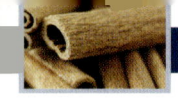

Drei Säulen der Behandlung von Diabetes Typ 2

Eine Erkrankung mit Diabetes mellitus Typ 2 wird oft zufällig festgestellt, wenn der Patient wegen anderer Beschwerden den Arzt aufsucht, da es keine auffälligen Symptome gibt. So kann der Blutzuckerspiegel über Jahre zu hoch sein, bevor der Arzt Diabetes mellitus diagnostiziert.

Die Behandlung von Diabetes mellitus Typ 2

Typ-2-Diabetes wird zunächst nicht mit Insulin oder Medikamenten behandelt, denn in den meisten Fällen genügt es vollkommen, den Lebensstil zu verändern. 90 Prozent der Typ-2-Diabetiker sind übergewichtig. Daher ist eine Gewichtsabnahme und regelmäßige Bewegung entscheidend für die Verbesserung der Diabetes-Erkrankung. Erst wenn eine Umstellung des Lebensstils nicht mehr ausreicht, werden Medikamente eingesetzt. Die Medikamente für Typ-2-Diabetiker nennen sich »orale Antidiabetika« und kommen zum Einsatz, wenn der Körper noch eigenes Insulin herstellen kann.

Erst wenn die Behandlung mit diesen Medikamenten erfolglos ist, wird auch dieser Diabetes mit Insulin (Fremdinsulin) behandelt. Die Diabetestherapie steht also auf Säulen: Umstellung des Lebensstils, Medikamente in Form von Tabletten, Gabe von Insulin. Die Lebensstiländerung bildet die wichtigste und damit größte Säule der Diabetestherapie.

Die drei Säulen der Behandlung von Diabetes Typ 2

Diabetestherapie

| Umstellung des Lebensstils | Medikamente in Form von Tabletten | Insulin |

Diabetes Typ 2 kann man vorbeugen.
Dabei steht an erster Stelle, Übergewicht zu vermeiden.

Risikofaktor Übergewicht

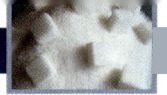

In Deutschland ist knapp jeder zweite Erwachsene übergewichtig. Geht das Übergewicht mit Bewegungsmangel einher, kann die Insulinresistenz verstärkt beziehungsweise ausgelöst werden. Es kommt zu Diabetes Typ 2. Das Körpergewicht eines Menschen wird anhand des Body-Mass-Index (BMI) (= Körper-Massen-Index) bewertet. Der Body-Mass-Index wird durch folgende Formel berechnet:

$$BMI = \frac{\text{Körpergewicht in Kilogramm}}{(\text{Körpergröße in Meter})^2}$$

$$\text{Bsp.:} \quad \frac{80 \text{ kg}}{1{,}75 \text{ m} \times 1{,}75 \text{ m}} = 26$$

Der Wert bezeichnet, ob der Betreffende normalgewichtig ist oder ob er Unter- oder Übergewicht hat. Das Übergewicht wird noch mal in verschiedene Grade unterteilt.

BMI bei Erwachsenen (nach WHO 1998)	
Untergewicht	< 18,5
Normalgewicht	18,5 bis 24,9
Übergewicht	25
Praeadipositas	25 bis 29,9
Adipositas Grad I	30 bis 34,9
Adipositas Grad II	35 bis 39,9
Adipositas Grad III (Adipositas permagma)	> 40

Das »Normalgewicht« wird medizinisch so beschrieben, dass es statistisch gesehen am wenigsten Krankheiten und ein längeres Leben erwarten lässt. Unter- wie auch Übergewicht führen zu einem höheren Krankheitsrisiko und damit zu einem kürzeren Leben. Besonders drastisch ist dies bei Adipositas (hohem Übergewicht) zu sehen. Bei sehr hohem Übergewicht ist das Diabetesrisiko um ein Vielfaches höher als bei einem schlanken Menschen.

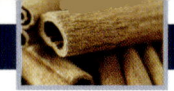

Risikofaktor Übergewicht

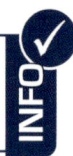

Nur 3 Kilogramm Gewichtsabnahme reichen aus, um den Blutzuckerspiegel eines Menschen wesentlich zu verbessern.

Mehr Bewegung tut Not!

In unserer Zivilisation ist ein Mangel an Bewegung weit verbreitet und mitverantwortlich für den weltweiten Anstieg der Diabeteserkrankungen. Doch jede Form der Bewegung ist wohltuend für den Stoffwechsel. Jeden Tag eine halbe Stunde strammes Spazierengehen ist durchaus schon ausreichend. Auch im Alltag gibt es viele Möglichkeiten, sich körperlich aktiv zu betätigen: Treppensteigen statt Fahrstuhlfahren oder kurze Wege zu Fuß erledigen, anstelle mit dem Auto zu fahren.

Gut geeignete Bewegungsformen sind Ausdauersportarten wie zum Beispiel: Joggen, Wandern, Schwimmen, Radfahren, Spazierengehen, Wandern oder Walking, Nordic Walking, Skilanglauf, Gymnastik und Aerobic.

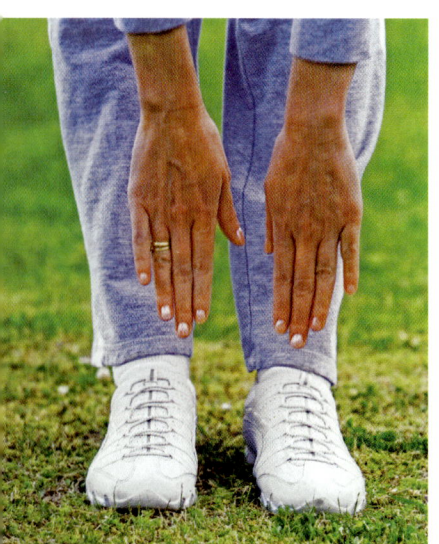

Schon einige Kilo Gewichtsverlust und regelmäßige Bewegung bewirken, dass die Insulinresistenz abnimmt. In der Folge sinkt der Blutzuckerspiegel, die Körperzellen reagieren wieder besser auf das Insulin und können wieder besser Zucker aus dem Blut aufnehmen.

Sie sind selbst Ihr bester Coach - denn mit regelmäßigem Sport unterstützen Sie nicht nur die Diabetestherapie!

Folgeerkrankungen vermeiden

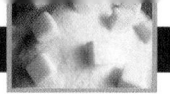

Folgeerkrankungen vermeiden

Wird Diabetes mellitus nicht behandelt oder ist die Stoffwechseleinstellung schlecht, führt der hohe Blutzuckerspiegel zu schweren Folgeerkrankungen. Da Typ-2-Diabetes oft erst nach Jahren zufällig entdeckt wird, sind vielfach schon Folgeschäden vorhanden.

> **Die häufigsten Diabetesfolgeerkrankungen sind:**
> - Erkrankungen des Herz-Kreislauf-Systems
> - Erkrankungen der Augen (Retinopathie)
> - Nierenerkrankungen (Nephropathie)
> - Diabetisches Fußsyndrom
>   (schmerz- und temperaturunempfindlich)
> - Nervenerkrankungen (Neuropathie)
> - Potenzstörungen (erektile Dysfunktion)

Das Ziel einer Diabetestherapie ist daher der Ausgleich der diabetischen Stoffwechselstörung, damit akute und chronische Komplikationen gar nicht erst auftreten. Folgeschäden lassen sich wirksam verhindern durch eine optimale Ernährungsweise, gute Blutzucker-, Blutdruck- und Blutfettwerte, Gewichtsreduktion und ausreichend Bewegung. Auch wenn schon Folgeerkrankungen vorhanden sind, lässt sich deren Verlauf durch eine gute Diabetestherapie verlangsamen oder sogar stoppen. Außerdem sind regelmäßige - am besten halbjährliche! - Kontrolluntersuchungen notwendig.

Den Blutdruck kontrollieren

Um den gefäßbedingten Folgeschäden vorzubeugen, sind normale Blutdruckwerte von weniger als 130 zu 80 mm/Hg für Diabetiker ein wichtiges Ziel. Durch eine ausgewogene Ernährung und ausreichend Bewegung wird Gewicht reduziert und gleichzeitig der Blutdruck gesenkt. Weit weniger wirksam als bisher angenommen ist eine Salzreduktion. Dies ist nur notwendig, wenn der Patient extrem salzig isst.

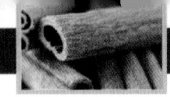

Folgeerkrankungen vermeiden

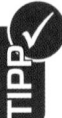

Eine gute Stoffwechseleinstellung hilft, diabetische Folgeerkrankungen zu verhindern!

Optimierung der Blutfettwerte

Bei nahezu allen Diabetikern werden hohe Blutfettwerte festgestellt. Dabei ist zu unterscheiden zwischen HDL- und LDL-Cholesterin. HDL-Cholesterin (Cholesterin mit hoher Dichte) hat als das »gute« Cholesterin eine gefäßschützende Wirkung. Das LDL-Cholesterin (Cholesterin niedriger Dichte) ist das »böse« Cholesterin und kann sich, wenn viel davon im Blut enthalten ist, an den Blutgefäßwänden absetzen und diese schädigen. Mit hohen Blutfettwerten geht ein erhöhtes Risiko für Herz-Kreislauf-Erkrankungen und damit für Schlaganfall und Herzinfarkt einher, bei Diabetikern ist das Risiko sogar noch höher. So haben Männer, die unter Diabetes mellitus leiden, ein zweifach höheres Risiko, einen Herzinfarkt zu erleiden, Diabetikerinnen sogar ein vierfach höheres Risiko.

Daher gelten bei Diabetikern deutlich niedrigere Grenzwerte bei den Blutfetten als bei Gesunden:

- Triglyceride (Neutralfette): unter 150 mg/dl oder 2,7 mmol/l
- LDL-Cholesterin: unter 100 mg/dl oder 2,5 mmol/l
- HDL-Cholesterin: über 40 mg/dl

Diese Werte werden mit einer fettmodifizierten Kost und einer medikamentösen Therapie erreicht.

Diabetes kann an die Nieren gehen

Eine Nierenfunktionsstörung lässt sich früh mit einer Untersuchung des Urins auf Mikroalbuminurie nachweisen. Wenigstens einmal pro Jahr sollte diese Urinuntersuchung gemacht werden. Je früher eine Nierenerkrankung bei einem Diabetiker entdeckt wird, umso mehr kann man tun: Blutzucker und Blutdruck im Normalbereich halten, weiterhin sind niedrig dosierte ACE-Hemmer gut geeignet, die vom Arzt verordnet werden müssen.

Folgekrankungen vermeiden

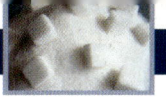

Behalten Sie Ihre Augen » im Blick «

Veränderungen an den kleinen Gefäßen durch einen hohen Blutzuckerspiegel wirken sich auch auf die Netzhaut der Augen aus. Daher sollten Diabetiker mindestens einmal pro Jahr die Augen untersuchen lassen. Hierbei hat sich die Fundusfotografie bewährt: Durch einen Blick in das Auge stellt der Arzt den Zustand der Gefäße fest und wie weit der Diabetes fortgeschritten ist. Ein gut eingestellter Blutzuckerspiegel ist wichtig, um Augenschäden zu vermeiden, ebenso spielt der Blutdruck eine große Rolle.

Gepflegte Füße

Nervenerkrankungen und Durchblutungsstörungen als Folge des Diabetes mellitus können die Füße gefährden: Die Betroffenen spüren keine Schmerzen mehr an ihren Füßen und bemerken daher auch keine Verletzungen oder Wunden. Diese können sich infizieren, und das Gewebe im Fuß wird durch die Infektion zerstört. Durch sehr einfache Maßnahmen können Entzündungen an den Füßen verhindert werden: bequeme, gut sitzende Schuhe tragen, die Füße regelmäßig selbst kontrollieren und vierteljährliche Untersuchungen beim Arzt wahrnehmen. All diese Maßnahmen helfen, die Fußgesundheit in den Griff zu bekommen. Hilfreich ist auch der regelmäßige Besuch bei einer professionellen und diabetisch geschulten Fußpflege.

Nervensachen

Eine Nervenstörung (Neuropathie) entsteht durch die Veränderung der kleinen Gefäße: Durch Durchblutungsstörungen erhalten die Nerven zu wenig Blut und zu wenig Sauerstoff. Je länger ein Nerv ist, desto schlimmer sind diese kleinen Schäden, denn sie summieren sich und werden so zu einem großen Schaden. Die Nervenfasern zu den Beinen und Füßen haben den längsten Weg durch den Körper, daher sind sie meistens zuerst und am stärksten betroffen. Typische Symptome sind scheinbar grundlos auftretende Schmerzen, Brennen, Kribbeln oder trockene

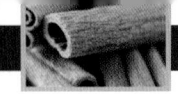

Blutzuckerwerte kontrollieren

Haut. Eine weitere Rolle spielen Störungen innerhalb des Transportsystems der Nervenzellen, das Wachstumsfaktoren transportiert. Wenn der Nerv aber gestört ist, wird er nicht mehr ausreichend ernährt und nur noch fehlerhaft repariert. Durch die Nervenschäden werden Schmerzen oder Temperaturempfindungen oft zu spät oder gar nicht mehr wahrgenommen, sodass man beispielsweise Verletzungen nicht mehr spürt.

> **Regelmäßige Kontrolluntersuchungen helfen, rechtzeitig diabetische Folgeerkrankungen zu erkennen:**
> - Urinuntersuchungen
> - Untersuchung der Augen
> - Füße regelmäßig selbst inspizieren und vierteljährliche Untersuchung vom Arzt
> - Blutdruck messen
> - Blutfettwerte kontrollieren
>
> **TIPP**

Blutzuckerwerte kontrollieren

Der erhöhte Blutzuckerspiegel bei Diabetes mellitus schädigt Blutgefäße, denn durch das Überangebot an Glukose entstehen schädliche Stoffwechselprodukte. Die Gefäße können verstopfen, und Durchblutungsstörungen in verschiedenen Körperteilen und Organen sind die Folge. Die Veränderungen an den Blutgefäßen treten an den großen Arterien sowie an den sehr feinen Äderchen (Kapillaren) auf. An den großen Arterien wird durch einen erhöhten Blutzuckerspiegel Arteriosklerose (Gefäßverkalkung) gefördert. Dies ist die Ursache für viele Schlaganfälle und Herzinfarkte. Insbesondere an Diabetes erkrankte Frauen haben ein knapp siebenfach höheres Risiko, einen Herzinfarkt zu erleiden, als Nicht-Diabetikerinnen. Durchblutungsstörungen in den feinen Äderchen treten speziell in der Niere und der Netzhaut der Augen auf. Im schlimmsten Fall können diese Durchblutungsstörungen zu Nierenversagen und

Blutzuckerwerte kontrollieren

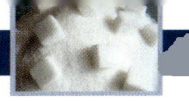

Erblindung führen. Eine optimale Blutzuckereinstellung und eine Verbesserung des Gesamtstoffwechsels ist wichtig, um diabetische Folgeerkrankungen zu vermeiden und eine gute Lebensqualität beizubehalten.

Eine gute Zuckereinstellung ist nur möglich, wenn Sie regelmäßig selbst Ihren Blutzucker und/oder den Zucker im Urin überprüfen und in einem speziellen Tagebuch protokollieren. Ihr Arzt gibt Ihnen gerne ein solches Diabetikertagebuch.

Der optimale Blutzuckerwert wird individuell für jeden Diabetiker vom Arzt festgelegt. Für Typ-2-Diabetiker gilt, Unterzuckerungen (Hypoglykämien) ebenso wie sehr hohe Blutzuckerwerte von 180 mg/dl (Hyperglykämie) zu vermeiden. Unter- und Überzuckerung sind beide gleichermaßen riskant für den Organismus.

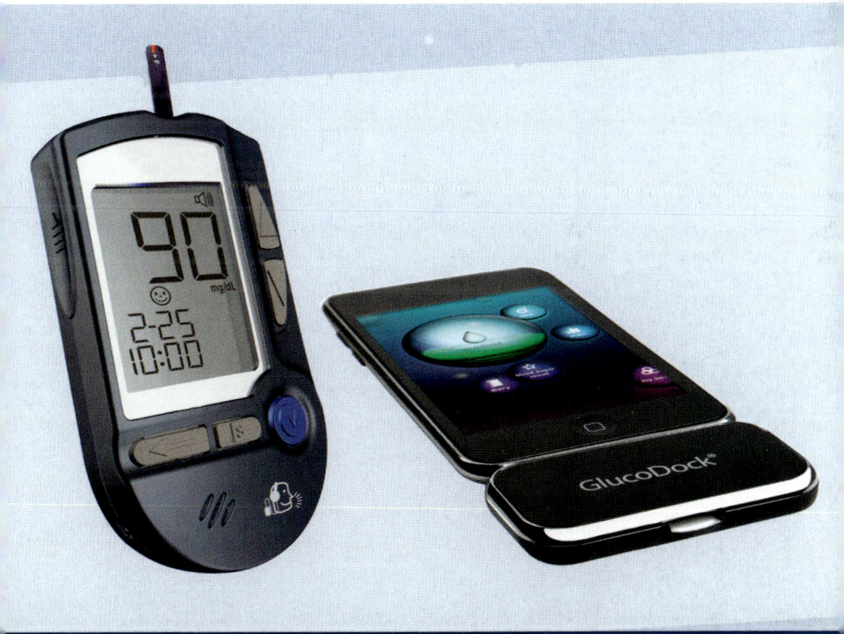

Blutzuckermessung – heute ganz einfach, sogar mit Smartphone-Anbindung!

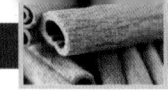

Das metabolische Syndrom

Das metabolische Syndrom wird auch »Wohlstandssyndrom« oder »Syndrom X« genannt. Erstmals wurde es in den 60er Jahren beschrieben. Das metabolische Syndrom wird als Vorstadium des Diabetes mellitus Typ 2 gesehen, denn es tritt meist mehrere Jahre, bevor der Typ-2-Diabetes entsteht, auf. Mediziner gehen heute davon aus, dass eine Insulinresistenz die Ursache für das metabolische Syndrom ist. Und das wiederum ist ein Vorstadium für einen Großteil der Typ-2-Diabeteserkrankungen.

> **Zum metabolischen Syndrom zählen:**
> - Übergewicht (Adipositas - Stammfettsucht)
> - Bluthochdruck (Hypertonie)
> - Insulinunempfindlichkeit insbesondere des Muskels (Insulinresistenz)
> - Hoher Insulinspiegel im Blut (Hyperinsulinämie)
> - Fettstoffwechselstörungen (Dyslipidämie)
> - Hohe Harnsäurewerte im Blut (Hyperurikämie)

Auswirkungen der Insulinresistenz

Die Insulinresistenz ist der entscheidende Faktor für die Entstehung des metabolischen Syndroms. Insulin ist nicht nur für die Zuckeraufnahme in die Körperzellen verantwortlich. Auch Fette und Eiweißbausteine (Aminosäuren) werden durch Insulin in die Körperzellen eingeschleust. Durch eine hohe Insulinmenge im Blut, ausgelöst durch die Insulinresistenz, findet auch ein verstärkter Fett- und Aminosäuretransport in die Körperzellen statt. Diese Störungen im Fettstoffwechsel bedeuten eine Zunahme an Körpergewicht. Mit der Gewichtszunahme geht in der Regel Bewegungsmangel einher, wodurch sich die Insulinwirkung verschlechtert, sodass auch hier ein Teufelskreis entsteht mit immer stärkerer Insulinmenge und den daraus entstehenden Konsequenzen. Für die Entstehung eines Typ-2-Diabetes über das metabolische Syndrom sind also zwei Faktoren verantwortlich: einmal eine

Das metabolische Syndrom

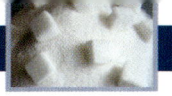

genetische Belastung (die ererbte Insulinresistenz) und zum anderen der persönliche Lebensstil mit körperlicher Inaktivität und Überernährung.

Vorstufe für Diabetes mellitus Typ 2

Das Tückische am metabolischen Syndrom ist, dass man keine Symptome bemerkt. Deswegen ist es aber keineswegs harmlos! Das metabolische Syndrom unterscheidet sich vom Typ-2-Diabetes durch den noch ausgeglichenen Glukosestoffwechsel, was bedeutet, dass eine Insulinresistenz schon vorhanden ist, aber die Zuckeraufnahme der Körperzellen ist durch eine hohe Insulinproduktion noch möglich (»gestörte Glukosetoleranz«). Die gestörte Glukosetoleranz wurde 1979 von der WHO (Weltgesundheitsorganisation) und der National Diabetes Data Group als Risikovorstufe für Diabetes mellitus Typ 2 festgelegt. Ein oraler Glukosetoleranztest (OGTT), wie er vom Arzt bei der Diagnose von Typ-2-Diabetes durchgeführt wird, kann Aufschluss über eine vorhandene gestörte Glukosetoleranz geben (→Seite 13).

Sobald ein Patient ein metabolisches Syndrom entwickelt hat, beginnen schon die Schädigungen der Gefäße, Nerven und anderer Organe, die schließlich zu den Symptomen und Folgeerkrankungen des Diabetikers führen. Hinweise für ein metabolisches Syndrom sind nicht nur Übergewicht,

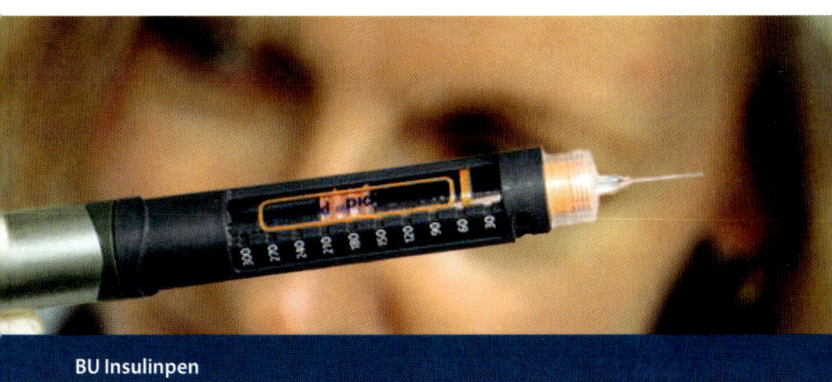

BU Insulinpen

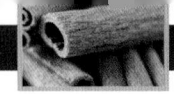

Diabetes Typ 2 lässt sich verhindern

Bluthochdruck und die weiteren oben genannten Faktoren, sondern auch ein Vorkommen von Diabetes mellitus Typ 2 in der Familie.

Weitere Risikofaktoren sind:

- Wenn jemand in der Verwandtschaft schon einen Schlaganfall erlitten hat
- Familiäre Häufung von Herz-Kreislauf-Erkrankungen
- Bei Frauen ein aufgetretener Schwangerschaftsdiabetes
- Höheres Lebensalter und eine inaktive Lebensweise.

INFO

Die gute Nachricht: Diabetes Typ 2 lässt sich verhindern

Diabetes mellitus Typ 2 lässt sich auf der Stufe der gestörten Glukosetoleranz erfolgreich verhindern. Dies haben mehrere Studien ergeben. Dabei erwies es sich in diesen Studien als besonders wirksam, wenn das Körpergewicht um 7 Prozent reduziert und die Bewegung auf 150 Minuten wöchentlich gesteigert wurde.

Gerade die Vorstufe zum Typ 2 Diabetes mellitus, die als Prädiabetes bezeichnet wird, ist ein wichtiges Einsatzfeld für Zimt. Die Gewichtsreduktion und Intensivierung der Bewegung sollten durch die Einnahme von Zimtextrakt-Kapseln oder die tägliche Verwendung von Zimt intensiviert werden. In vielen Fällen lässt sich dem Ausbruch des Diabetes mellitus Typ 2 vorbeugen.

An dieser Stelle soll daher nochmals betont werden, dass es äußerst bedeutsam ist, vorhandenes Übergewicht zu reduzieren, und zwar nicht nur durch Ernährungsumstellung, sondern auch durch ausreichend Bewegung. Außerdem muss die allgemeine Lebensweise des Patienten betrachtet werden, wie beispielsweise Stressbewältigungsstrategien und der Umgang mit Depressionen.

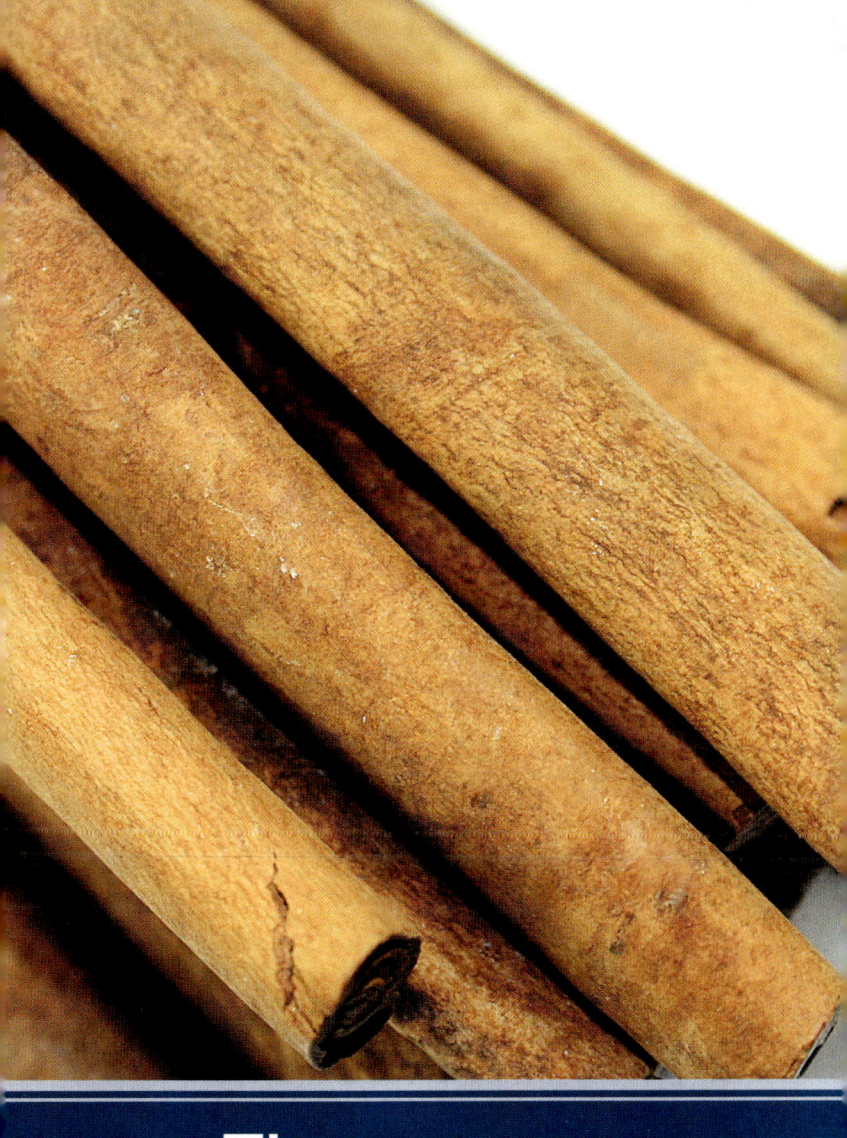

Zimt gegen Zucker

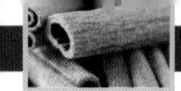

Was ist Zimt?

Zimt ist ein feines Gewürz, das wir vor allem aus der Weihnachtsbäckerei kennen. Dass er auch große Heilkraft besitzt, ist weniger bekannt, dennoch ist er seit Jahrtausenden fester Bestandteil der östlichen Medizin und seit einigen Jahrhunderten auch bei uns ein beliebtes Heilmittel in der Volksheilkunde. Neueste Forschungen haben ergeben, dass Zimt sogar einen erhöhten Blutzuckerspiegel senken kann, und zwar bei Diabetes mellitus Typ 2. Dies macht das alltägliche Gewürz zu einer wertvollen Unterstützung der Therapie bei Diabetikern.

Was ist Zimt?

Zimt ist eines der ältesten Gewürze der Welt und kommt bereits in frühen botanischen Abhandlungen der Chinesen vor. Es wird in der Bibel erwähnt, und auch in alten ägyptischen Papyri findet man Berichte über Zimt. Bei uns ist das aromatische Gewürz vor allem als »Weihnachtsgewürz« und als Zutat in Apfelstrudel und -kuchen bekannt und beliebt. Sein unverkennbarer aromatisch herb-süßlicher Geruch darf in keiner Weihnachtsbäckerei fehlen.

Woher kommt Zimt?

Zimt stammt ursprünglich aus dem südasiatischen Raum und wird bereits seit etwa 4500 vor Christus in China zum Würzen von Speisen und als Heilmittel verwendet. Von China aus gelangte der Zimt durch Kaufleute nach Ägypten und Israel, später bis nach Griechenland und Rom. Vom römischen Kaiser Nero ist bekannt, dass er sehr verschwenderisch mit dem Gewürz umging: So soll er zu Ehren seiner verstorbenen Gattin Popäa Zimtfeuer in Rom entfacht haben.

Im Mittelalter brachten heimkehrende Kreuzritter das aromatische Gewürz aus dem Osten mit nach Europa. Und zu Beginn des 14. Jahrhunderts brachten portugiesische Seefahrer erstmals »Kaneel« aus ihrer Kolonie Ceylon (das heutige Sri Lanka) mit. Durch lange, gefährliche Handels-

Woher kommt Zimt?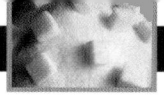

wege mit vielen Zwischenhändlern entwickelte sich Zimt daraufhin zu einem der bedeutsamsten und teuersten Gewürze der damaligen Zeit. Zusammen mit anderen, ebenfalls teuren und kostbaren Gewürzen wie Anis, Kardamom, Koriander, Muskatnuss, Vanille und Ingwer wurde Zimt als »Pfeffer« bezeichnet, denn diese Gewürze waren genauso unerschwinglich wie der Pfeffer selbst. Diese exotischen Kostbarkeiten waren lange Zeit nur für die Reichen erschwinglich. Gewürze wurden gar mit Gold aufgewogen. Wie wertvoll Zimt damals war, zeigt ein Bericht über den Kaufmann Anton Fugger. Er hatte die Schuldscheine seines Herrn, Kaiser Karls V., in einem Feuer aus Zimtstangen verbrannt, um ihm so deutlich zu machen, dass seine Schulden erlassen sind.

Das Handelsmonopol, um das Portugiesen, Holländer und Engländer heftig und teils blutig gekämpft hatten, endete im 18. Jahrhundert. Nun entwickelte sich das Gewürz von einem Luxusgut zu einer für alle Bevölkerungsgruppen erschwinglichen Massenware. So ist heute das exotische Gewürz Zimt fast in jedem Haushalt zu finden.

Die Zimtbäume

Zimt wird aus der getrockneten inneren Rinde der Zweige von Zimtbäumen hergestellt. Diese Bäume der Gattung Cinnamomum gehören zur Familie der Lorbeergewächse (Lauraceae). Die tropischen Bäume sind bis zu 10 Meter hoch und haben lorbeerähnliche Blätter, die dicklich, ledrig

---

Baumarten zur ergiebigsten Gewinnung von Zimt:

- Cinnamomum zeylanicum (Ceylon-Zimt, Kaneel)
- Cinnamomum aromaticum
  (Chinesischer Zimt oder Cassia lignea)
- Cinnamomum burmanii
  (Padang-Zimt oder Cassia vera)

INFO

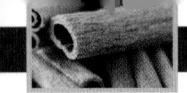

Woher kommt Zimt?

und länglich zugespitzt aussehen. Beim Zerreiben riechen die Blätter nelkenartig. Die kleinen Blüten des Zimtbaumes sind in Rispen angeordnet. Es gibt mehr als hundert verschiedene Arten von Zimtbäumen, die sich im Aroma alle sehr ähnlich sind. Für die Zimtherstellung werden hauptsächlich drei Baumarten genutzt.

Die drei wichtigsten Zimtsorten

Cinnamomum zeylanicum, auch als Ceylon-Zimt oder Kaneel bezeichnet, stammt aus Sri Lanka (dem früheren Ceylon) und dem südlichen Indien. Der Ceylon-Zimt ist auch auf den Seychellen, auf Madagaskar, Martinique, Jamaika, Cayenne und in Brasilien zu finden. Die großen, zähen, aromatischen Blätter des Ceylon-Zimtes haben eine glänzend grüne Oberseite und eine graublaue Unterseite. Die weiche, zarte Rinde von mattem Hellbraun ist äußerst aromatisch. Je blasser die Rinde ist, desto besser ist die Qualität des daraus gewonnenen Zimtes.

Cinnamomum aromaticum, auch Chinesischer Zimt oder Cassia lignea genannt, stammt aus der südlichen Region Chinas. Weitere Anbaugebiete sind Vietnam, Sumatra, Java und Japan. Die Rinde des Chinesischen Zimtes ist dicker als die des Ceylon-Zimtes. Nach neuesten Forschungsergebnissen enthält der Cassia-Zimt eine höhere Konzentration der Stoffe, die den Blutzuckerspiegel senken können.

Cinnamomum burmanii, auch Padang-Zimt oder Cassia vera, stammt aus Indonesien. Heutzutage wird er auf Sumatra angebaut.

Insbesondere Cassia-Zimt enthält Cumarin in größeren Mengen. Die Substanz kann gesundheitsschädlich sein. Wässriger Zimtextrakt ist cumarinfrei und Ceylon Zimt enthält kaum Cumarin. In haushaltsüblichen Mengen darf Zimt aber grundsätzlich und ohne Risiko verwendet werden.

Woher kommt Zimt?

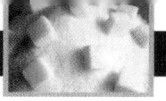

Wie wird Zimt hergestellt?

Bei der Zimternte schneiden Arbeiter die jungen Zweige, zumeist zweijährige Schößlinge, vom Zimtbaum ab. Die Rinde der bis zu zwei Meter langen Schößlinge wird geringelt, geschlitzt und vom Holz abgezogen. Dann entfernt man die äußeren Korkschichten und Primärrinden, sodass nur noch eine dünne Innenrinde übrig bleibt. Das Abschaben der Schichten muss mit äußerster Sorgfalt geschehen, um die Rinde nicht zu zerstören. Die übrig gebliebene Rinde ist danach nur noch 0,3 bis 1,0 Millimeter dick. Je dünner die Zimtrinde geschabt wurde, desto feiner und aromatischer ist nachher der Zimt. Mehrere der so erhaltenen zarten Innenrinden werden ineinandergeschoben und in der Sonne getrocknet. Durch das Trocknen rollt sich die Rinde ein, und man erhält die so genannten Quills, etwa 1 Zentimeter dicke röhrenförmige Stangen.

Die Quills werden in gleichmäßig lange Stangen von ungefähr 10 Zentimeter Länge geschnitten, dies ist der Stangenzimt, den wir im Laden kaufen können. Für das feine hellbraune Zimtpulver werden die Stangen und Bruchstücke zermahlen. Je nach Dicke der Rinde und Art der Bearbeitung gibt es verschiedene Handelsklassen.

Die Sorte ist Geschmackssache

Gewürzexperten und Feinschmecker schätzen den Ceylon-Zimt am meisten. Er schmeckt süßlich und feurig brennend. Der China-Zimt ist vom Geschmack ebenfalls aromatisch und süßlich, aber etwas herber, schärfer und weniger edel als Ceylon-Zimt. Er enthält einen höheren Anteil an Gerbstoffen, was den etwas herberen Geschmack erklärt. Padang-Zimt ist ebenfalls aromatisch und schmeckt würzig-brennend, er ist aber feiner und kraftvoller als China-Zimt.

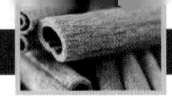

Was ist in Zimt drin?

Für das Aroma, also den typischen Zimtgeruch, sind ätherische Öle verantwortlich. Diese Öle haben aber keine Bedeutung bezüglich der blutzuckersenkenden Wirkung des Zimtes. Zimt enthält bis zu 4 Prozent ätherische Öle, außerdem noch Schleimstoffe und Stärken. Hauptbestandteil des Zimtöls ist das Zimtaldehyd. Zimtaldehyd kann auf einfache Weise auch synthetisch hergestellt werden. Reines Zimtaldehyd riecht zimtähnlich, aber nicht genauso wie Zimt, denn erst in Kombination mit den anderen Substanzen im ätherischen Öl des Zimtes entsteht der typische Zimtgeruch. Diese anderen Substanzen sind: Eugenol (10 Prozent), Safrol (0-11 Prozent), Linalool (10-15 Prozent) und Campher.

Vorsicht für Allergiker

Für Allergiker kann Zimtaldehyd zum Problem werden, denn es wirkt hautreizend und sensibilisierend. Deshalb müssen zimtaldehydhaltigen Parfümerieprodukten die Duftstoffe Eugenol oder D-Limonen beigefügt werden, um so die sensibilisierende Wirkung von Zimtaldehyd herabzusetzen. Auch natürliches Zimtöl kann aufgrund des hohen Gehalts an Zimtaldehyd allergisierend und hautreizend wirken.

Zimt als Gewürz

Als Gewürz ist Zimt im Handel als Stange oder als Pulver erhältlich. Gemahlener Zimt hat ein intensiveres Aroma als Zimtstangen, bleibt aber nicht so lange frisch.

Die Nutzung von Zimt als Gewürz ist vielfältig: Er wird zum Würzen von exotischen Gerichten, Süßspeisen, Kompotten und Gebäck verwendet und zum Aromatisieren von Getränken wie beispielsweise Glühwein, Likör, Punsch oder Tee. Zimt ist übrigens auch ein Bestandteil von Currypulver und Leberwurstgewürz und natürlich von Lebkuchengewürz.

Zimt als Heilmittel

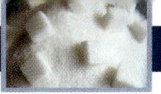

Auch die Lebensmittel- und Getränkeindustrie verwendet das Gewürz Zimt. Es wird als geschmacksgebende Zutat in Kaugummis, Zahnpasten und Mundwässern genutzt sowie zur Beduftung in Seifen, Lotionen und Parfüms. Zimt ist sowohl in Coca-Cola als auch in Wermut enthalten. Besonders beliebt ist Zimt in Europa übrigens bei den Engländern, einem der ehemaligen Kolonialherren von Ceylon.

Zimt als Heilmittel

Zimt wird wegen seines besonderen Geschmacks geschätzt - er kann aber noch mehr: Verschiedene Studien haben ergeben, dass die ätherischen Öle des Zimtes desinfizierend wirken und das Wachstum von Bakterien und Pilzen hemmen. Innerlich angewendet wirkt Zimtpulver appetitanregend und beschleunigt die Magen-Darm-Passage.

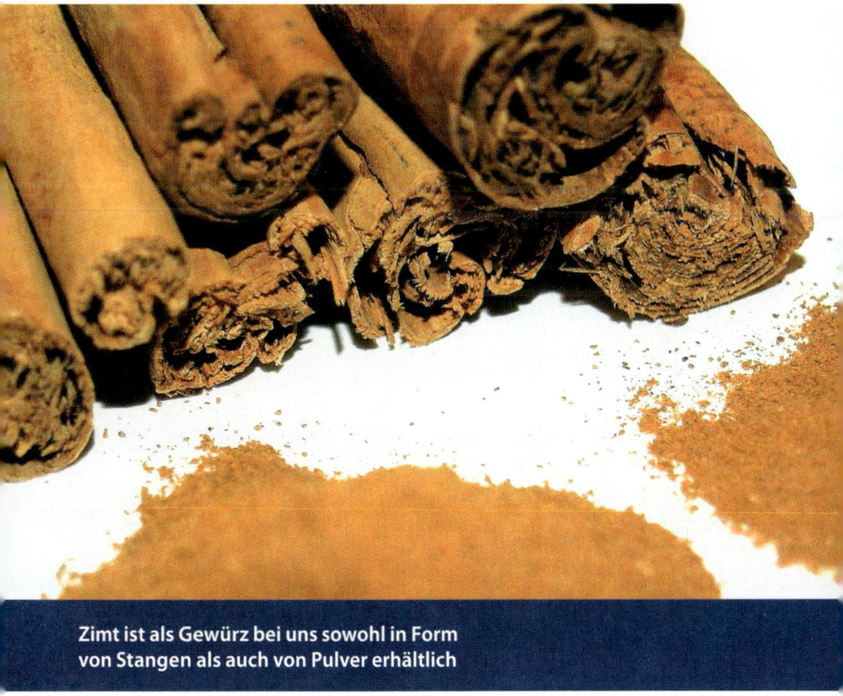

Zimt ist als Gewürz bei uns sowohl in Form von Stangen als auch von Pulver erhältlich

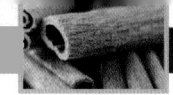

Zimt als Gewürz und Heilmittel

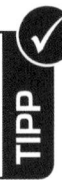

Bewahren Sie Zimt bei Zimmertemperatur auf, in trockenen, lichtundurchlässigen und luftdicht schließenden Gefäßen.

Zimt in der asiatischen Medizin

In der traditionellen chinesischen Medizin, in der indischen Ayurveda-Medizin und in der westlichen Medizin wird Zimt außer als Gewürz auch als Heilmittel verwendet: In chinesischen Aufzeichnungen eines Kräuterbuchs, datiert auf 2.700 vor Christus, finden sich erstmals Berichte über die medizinische Verwendung von Zimt. Die Aufzeichnungen beschreiben die Verwendung des Gewürzes bei Magenschmerzen, Blähungen, Diarrhö, Rheuma und Nierenproblemen.

In der indischen Ayurveda-Medizin wird Zimt gegen Zahnschmerzen, Mundgeruch, Übelkeit und Durchfall verwendet. Der Yogi-Tee enthält ebenfalls eine beachtliche Menge an Zimt.

Nach den Erkenntnissen der traditionellen fernöstlicher Medizin wird auch die Wirkung von Zimtsohlen erklärt, die seit einiger Zeit als Einlegesohlen bei uns zu haben sind: Zimt wirkt schweißhemmend und hat eine antibakterielle sowie Antipilzwirkung.

Zimt in der europäischen Kräuterkunde

Im Mittelalter fanden Mönche in Europa heraus, dass das Würzen von Speisen mit Zimt dabei half, fette Speisen besser zu verdauen. Zubereitungen aus Zimt werden daher bei leichten, krampfartigen Verdauungsbeschwerden mit Blähungen, bei Völlegefühl und Appetitmangel verwendet. Zimt ist auch Bestandteil von Magen-Darm-Tees. In größerer Menge regt Zimt bei regelmäßiger Einnahme das Herz-Kreislauf-System an.

Zimt als Heilmittel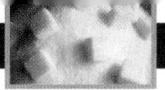

Zimt gegen Zucker

Seit Beginn des dritten Jahrtausends gab es immer wieder Studienergebnisse, die belegen, dass Zimt in der Lage ist, den Blutzuckerspiegel zu optimieren. Eine Studie von A. Khan in der renommierten Zeitschrift Diabetes Care belegt, dass Zimt ein wichtiger Bestandteil einer effektiven Diabetestherapie sein kann. Wässriger Zimtextrakt ist cumarinfrei und Ceylon Zimt im Vergleich zu Cassia-Zimt arm an Cumarin.

Wann darf Zimt nicht genommen werden?

Die Verwendung von Zimt in Mengen, die als Gewürz oder in Lebensmitteln üblich sind, ist unbedenklich.

> **Zimtpulver sollte in folgenden Situationen nicht in größeren Mengen als Heilmittel eingenommen werden:**
>
> - Während der Schwangerschaft oder Stillzeit
> - Bei Magen- oder Darmgeschwüren oder Erkrankungen, bei denen eine vermehrte Säurebildung des Magens unerwünscht ist
> - Bei bekannter Überempfindlichkeit gegenüber Zimt oder Perubalsam
> - Wenn Allergien gegen Zimt bestehen
>
> **INFO**

Zimt bei Diabetes

Und nicht zuletzt hilft Zimt Diabetikern. Amerikanische und pakistanische Wissenschaftler haben in neuesten Studien herausgefunden, dass Zimt den erhöhten Blutzuckerspiegel bei Typ-2-Diabetikern erheblich senken kann. Grundsätzlich ist eine Ernährungstherapie und Bewegung notwendig, um das Fortschreiten der Diabeteserkrankung bei Diabetes mellitus Typ 2 zu verlangsamen oder sogar zu stoppen. Doch die zusätzliche Einnahme von Zimt in Form von wässrigem

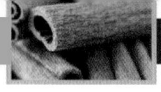

Zimtextrakt kann die Therapie sehr wirksam unterstützen. In Zimt ist ein sekundärer Pflanzenstoff enthalten, der auf den Blutzucker senkend wirkt.

> **TIPP**
>
> Diabetiker sollten Zimt nicht direkt als handelsübliches Gewürzpulver einnehmen, sondern als wässrigen Zimtextrakt aus der Apotheke. Der Zimtextrakt enthält in hoher Konzentration das blutzuckersenkende Polyphenol MHCP, wobei die sensibilisierenden ätherischen Öle entfernt wurden. Dadurch ist eine gute Verträglichkeit und eine hohe physiologische Wirksamkeit von wässrigem Zimtextrakt gegeben.

Wissenschaftliche Untersuchungen über Zimt

Aktuelle Studien aus den USA belegen, dass Zimt den Blutzuckerspiegel von Typ-2-Diabetikern um bis zu 29 Prozent senken kann. Der amerikanische Wissenschaftler Richard A. Anderson hat herausgefunden, dass das Polyphenol MHCP, das in wässrigem Zimtextrakt enthalten ist, dafür verantwortlich ist.

Der gesunde Apfelkuchen

Auf der Suche nach einem natürlichen Weg, um die Blutzuckerwerte von Diabetikern im Normalbereich zu halten, stießen amerikanische Forscher durch Zufall auf das Gewürz Zimt, genauer gesagt, auf das MHCP, das in wässrigem Zimtextrakt enthalten ist. Bei Versuchen zur Nahrungsergänzung mit einem Spurenelement testeten Richard A. Anderson und seine Kollegen vom Beltsville Human Nutrition Research Center in Maryland, USA, an Freiwilligen verschiedene Lebensmittel bezüglich ihrer Auswirkungen auf den Blutzuckerspiegel. Überraschenderweise zeigte sich bei Apfelkuchen, dem beliebten amerikanischen »apple pie«, nur eine geringe Steigerung der Blutzuckerwerte, obwohl

Wissenschaftliche Untersuchungen über Zimt

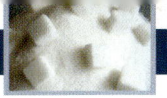

der Apfelkuchen viel Zucker enthält und eigentlich den Blutzuckerspiegel eines Menschen deutlich ansteigen lassen sollte. Es musste also irgendetwas im Apfelkuchen sein, was den Anstieg des Blutzuckerspiegels bremste. Apfelkuchen wird traditionellerweise reichlich mit Zimt gewürzt. Die Forscher vermuteten, dass es dieses Gewürz sein könnte, was einen senkenden Effekt auf den Blutzucker hat.

Die Vorbereitung der Studie

Um diese Hypothese zu überprüfen, führten Richard A. Anderson und sein Team in Zusammenarbeit mit Wissenschaftlern aus Pakistan an der pakistanischen Universität Peshawar eine Studie durch. An der Studie nahmen insgesamt 60 freiwillige Personen teil. Die Bedingungen für die Studiendurchführung waren: Alle Freiwilligen mussten Typ-2-Diabetiker und älter als 40 Jahre alt sein. Sie sollten keine Medikamente gegen andere Gesundheitsprobleme einnehmen und einen durchschnittlichen Nüchtern-Blut-zuckerspiegel zwischen 140 und 400 mg/dl (7,8 und 22,2 mmol/l) haben.

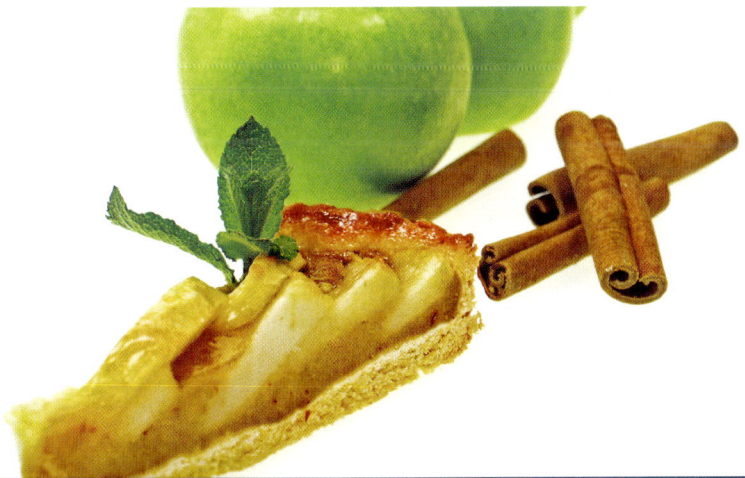

Obwohl der Apfelkuchen Zucker enthält, ging in einer Studie bei den Teilnehmern der Blutzucker nur schwach nach oben.

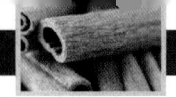
Wissenschaftliche Untersuchungen über Zimt

30 Männer und 30 Frauen wurden schließlich für die Studie ausgewählt. Das Durchschnittsalter der Studienteilnehmer war 52 Jahre, und sie waren seit sechs bis sieben Jahren an Diabetes mellitus Typ 2 erkrankt. Alle Teilnehmer nahmen im Rahmen ihrer normalen Diabetestherapie Medikamente ein, was während der Studie beibehalten wurde.

Die Studie wurde placebokontrolliert, doppelblind und randomisiert durchgeführt. Das bedeutet, dass die Studienteilnehmer entweder ein Placebo (Scheinmedikament) oder das eigentliche Wirkmittel, hier: Zimtpulver, bekommen. Per Zufallsentscheid (»randomisiert«) wird ausgewählt, wer von den Teilnehmern das Placebo und wer das Wirkmittel bekommt. Zusätzliche Sicherheit bietet die »doppelblinde« Durchführung, was bedeutet, dass weder die Studienteilnehmer noch die Forscher wissen, wer von den Freiwilligen eine Kapsel mit dem eigentlichen Wirkmittel einnimmt oder wer das Placebo bekommt.

Die Durchführung der Studie

Für die Studie in Pakistan wurden Kapseln mit Kassia-Zimt (als Wirkmittel) und Kapseln mit Weizenmehl (als Placebo) vorbereitet. Jede Kapsel enthielt 500 Milligramm Zimt oder Weizenmehl. Die Kapseln wurden in Portionen abgepackt, die jeweils 20 Tage reichten und verschiedene Mengen an Kapseln entsprechend der jeweiligen Dosierung für die Studienteilnehmer enthielten. Dann wurden die Studienteilnehmer in sechs Gruppen eingeteilt: Die Gruppen eins bis drei erhielten täglich entweder 1 Gramm (2 Kapseln), 3 Gramm (6 Kapseln) oder 6 Gramm (12 Kapseln) Zimt und die Gruppen vier bis sechs täglich entweder 1,3 oder 6 Gramm Placebo. Die Teilnehmer wurden angewiesen, ihre Kapseln täglich direkt nach den normalen Mahlzeiten einzunehmen.

40 Tage lang nahmen die Teilnehmer ihre Kapseln ein, dann folgte eine »Auswaschphase« von 20 Tagen, in der sie keine Kapseln mehr einnahmen.

Wissenschaftliche Untersuchungen über Zimt

Als Kontrolle wurden den Teilnehmern 5 Milliliter »Nüchtern-Blut« direkt zu Studienbeginn, dann nach 20, 40 und 60 Tagen abgenommen und im Labor auf folgende Parameter untersucht: Nüchtern-Blutzucker, Triglyceride (Neutralfette), LDL-Cholesterin, HDL-Cholesterin und Gesamt-Cholesterin.

Das sensationelle Ergebnis

Das Ergebnis der Studie ist sensationell: Alle drei Zimtmengen (1, 3 und 6 g) reduzierten die Blutzuckerwerte um 18 bis 29 Prozent. Die Neutralfette wurden um 23 bis 30 Prozent gesenkt, das LDL-Cholesterin um 7 bis 27 Prozent und das Gesamt-Cholesterin um 12 bis 26 Prozent. Beim HDL-Cholesterin fanden sich keine signifikanten Änderungen. In der Gruppe, die das Placebo bekam, konnten keine bedeutsamen Änderungen in den Laborwerten festgestellt werden. Damit wirkt sich Zimt nicht nur senkend auf die

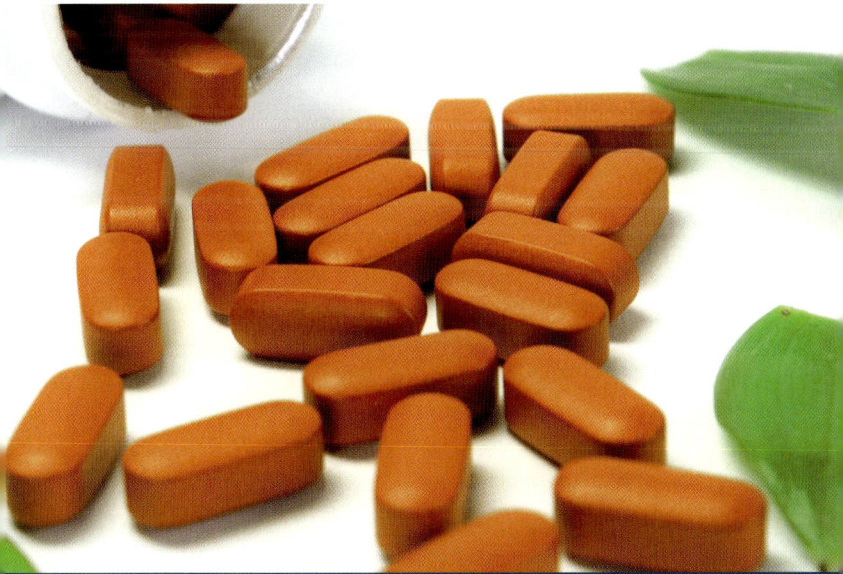

Zimtkapseln am besten immer mit einem Glas Wasser einnehmen

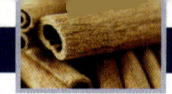

Wie wirkt Zimt gegen Zucker?

Blutzuckerwerte von Typ-2-Diabetikern aus, sondern auch noch senkend auf die Blutfettwerte!

Interessant ist auch, dass bei den Teilnehmern, die Zimtkapseln eingenommen hatten, die Blutzuckerspiegel wieder anstiegen, nachdem sie die Zimtkapseln abgesetzt hatten. Damit ist klar, dass die Diabetiker täglich Zimtkapseln einnehmen müssen, um die erhöhten Blutzuckerspiegel dauerhaft zu senken.

Ergebnisse der Studie	
Laborparameter	Senkung durch Einnahme von Zimt
Blutzucker	18-29%
Triglyceride	23-30 %
LDL-Cholesterin	7-27 %
Gesamt-Cholesterin	12-26%

Wie wirkt Zimt gegen Zucker?

Nach der Studie in Pakistan mit ihren sensationellen Ergebnissen machten sich die Wissenschaftler auf die Suche nach der wirksamen Substanz in Zimt. Sie fanden heraus, dass in Zimt ein sekundärer Pflanzenstoff enthalten ist, genauer gesagt, ein Polyphenol namens »Methylhydroxy Chalcone Polymer«, kurz MHCP. Das MHCP wirkt direkt an der Stelle, wo das Insulin die Körperzelle für die Aufnahme von Zucker aus dem Blut »aufschließt«. An der Körperzelle sitzt ein Insulinrezeptor, praktisch das »Schloss«, in das das Insulin als »Schlüssel« passt. Bei Diabetes mellitus Typ 2 kann das Insulin nicht exakt wirken, da es nicht richtig in das Schloss passt.

MHCP als Signalverstärker

MHCP hat eine synergistische, das heißt insulinverstärkende Wirkung. Durch das Andocken des Insulins am Insulinrezeptor der Körperzellen wird eine Reihe von Signalen freigesetzt, die die Aufnahme des Zuckers aus dem Blut

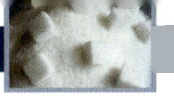

ermöglichen. Das MHCP beeinflusst vermutlich diese Signalübertragung, indem es auf bestimmte Enzyme, die daran beteiligt sind, einwirkt bzw. allein schon durch das Eintreten in die Körperzelle oder durch das Passieren der Zellmembran eine Wirkung entfaltet. Dadurch wird die Insulinwirkung und somit die Aufnahme des Blutzuckers in die Körperzellen verbessert. Diese Signale des Insulinrezeptors wirken sich auch auf den Fettstoffwechsel des Körpers aus. Deshalb hat das MHCP zusätzlich eine positive Auswirkung auf diesen. Ist kein Insulin vorhanden, wirkt MHCP am Insulinrezeptor auf folgende Weise: Es verringert die Insulinunempfindlichkeit des Rezeptors bei Typ-2-Diabetikern und fördert die Zuckeraufnahme in die Körperzellen. Als Insulinersatz kann das MHCP aber dennoch nicht verwendet werden, da die Körperzellen in erster Linie immer noch Insulin benötigen, um Zucker aus dem Blut aufnehmen zu können.

Fazit der Studie

Typ-2-Diabetiker können durch die regelmäßige Einnahme von Zimt zu den Mahlzeiten zusätzlich zu ihrer jeweiligen Diabetestherapie ihren Blutzuckerspiegel sowie auch die Blutfettwerte günstig beeinflussen.

Weitere Studienergebnisse zum Zimt

Typ-2-Diabetiker profitieren von wässrigem Zimtextrakt. In einer Anwendungsbeobachtung, die 2004 in einer diabetologischen Schwerpunktpraxis mit Typ 2 Diabetiker durchgeführt worden ist, zeigte sich erneut der Effekt der Blutzuckernormalisierung durch wässrigen Zimtextrakt. Die Patienten erhielten zur normalen Therapie täglich 3 Zimtextrakt-Kapseln. Im Rahmen der Anwendungsbeobachtung wurden der Blutzucker und der HBA_{1c}-Wert überprüft. Zudem wurde der Einfluss auf das Körpergewicht und den BMI gemessen.

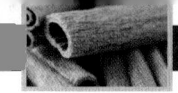

Fazit der Studie

Das Ergebnis der Anwendungsbeobachtung unterstreicht den Stellenwert einer ergänzenden Zimttherapie bei Diabetes mellitus Typ 2. Der Nüchtern-Blutzuckerspiegel sank im Rahmen der Gabe von wässrigem Zimtextrakt um durchschnittlich 14,7 Prozent. Der maximale Effekt lag bei einer Senkung des Nüchtern-Blutzuckerspiegels um fast 40 Prozent. Unterzuckerungen traten bei keinem Patienten auf. Das Blutzuckergedächtnis HBA_{1c} sank bei allen Patienten, die sich an die therapeutischen Anforderungen gehalten hatten. Insgesamt ging der HBA_{1c}-Wert bei den Patienten bis zu 18,7 Prozent zurück. Im Durchschnitt reduzierte sich durch die blutzuckeroptimierenden Inhaltsstoffe im Zimt der HBA_{1c}-Wert um 6,2 Prozent. Patienten, die blutzuckersenkende Medikamente in Kombination zum Zimtextrakt einnahmen, nahmen durchschnittlich 1 Kilogramm ab. Die Anwendungsbeobachtung stützt die These, dass wässriger Zimtextrakt die Blutzuckerregulation unterstützt und sich ideal mit Diabetes-Medikamenten ergänzt.

Zimt senkt den Blutzuckerspiegel und die Blutfette!

Weiterhin kann Zimt auch eingenommen werden, um einer Insulinunempfindlichkeit vorzubeugen. Die Therapie erfordert nach den vorliegenden Studienergebnissen eine tägliche Einnahme von Zimt in relativ hoher Dosis, und zwar mindestens 1 Gramm Zimt (das entspricht zirka einem halben Teelöffel Zimtpulver). Da eine regelmäßige Zimteinnahme in dieser Größenordnung kaum durchführbar ist, erscheint die Einnahme von Zimtpräparaten mit Zimtextrakt sinnvoll.

Empfehlenswerte Zimtpräparate

Zurzeit sind auf dem Markt verschiedene Produkte zu erhalten, die vielfach Zimtpulver in Kapseln enthalten. Da Zimtpulver an sich je nach Herkunft und Bearbeitung teilweise erhebliche Qualitätsunterschiede aufweist, empfehlen Ernährungswissenschaftler und Diabetologen Typ-2- Diabetikern die Einnahme von Kapseln mit wässrigem Zimtextrakt.

Fazit der Studie

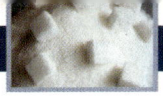

In diesen ist das ätherische Öl, welches Allergien auslösen oder zu Unverträglichkeiten führen kann, nicht mehr vorhanden, und das blutzuckersenkende MHCP liegt in hoher Konzentration vor. Außerdem sind die geschmacksneutralen Kapseln einfach einzunehmen.

Zimt und Zimtpräparate auf Basis von wässrigem Zimtextrakt sind in der Lage, die Blutzuckerwerte zu optimieren. Gerade bei Diabetesvorstufen (Prädiabetes) erscheint eine Zimttherapie sinnvoll.

> Die Kapseln mit wässrigem Zimtextrakt sind den Kapseln mit Pulver vorzuziehen. Denn in dem wässrigen Zimtextrakt befindet sich kein ätherisches Zimtöl - und damit auch kein möglicherweise allergisierendes Zimtaldehyd.

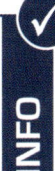

Pillen alleine reichen nicht

Die wichtigsten Maßnahmen bei Diabetes mellitus Typ 2 sind und bleiben aber ausgiebige Bewegung und eine angepasste gesunde Ernährungsweise. Da die meisten Typ-2-

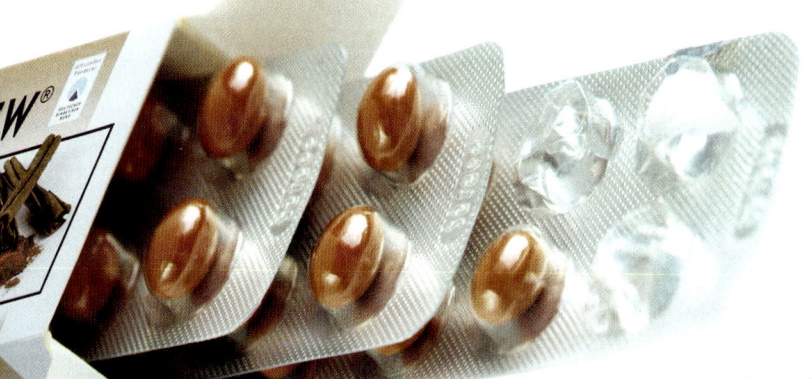

Kapseln mit wässrigem Zimtextrakt enthalten keine ätherischen Öle, sind verträglicher und auf Dauer einfacher einzunehmen als Zimtpulver

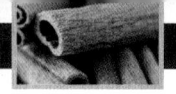

Fazit der Studie

2-Diabetiker übergewichtig sind, helfen die Bewegung und eine gesunde Ernährungsweise nicht nur gegen die Insulinunempfindlichkeit der Körperzellen, sondern auch beim Abnehmen. Zusätzlich werden weitere Risikofaktoren wie Bluthochdruck und Fettstoffwechselstörungen günstig beeinflusst. Momentan forschen viele Wissenschaftler an Zimt und an den genauen Wirkmechanismen des MHCP. Möglicherweise kann es in absehbarer Zeit auch für die Behandlung von Typ-1-Diabetikern verwendet werden, wobei sie aber sicherlich nicht auf Insulin werden verzichten können.

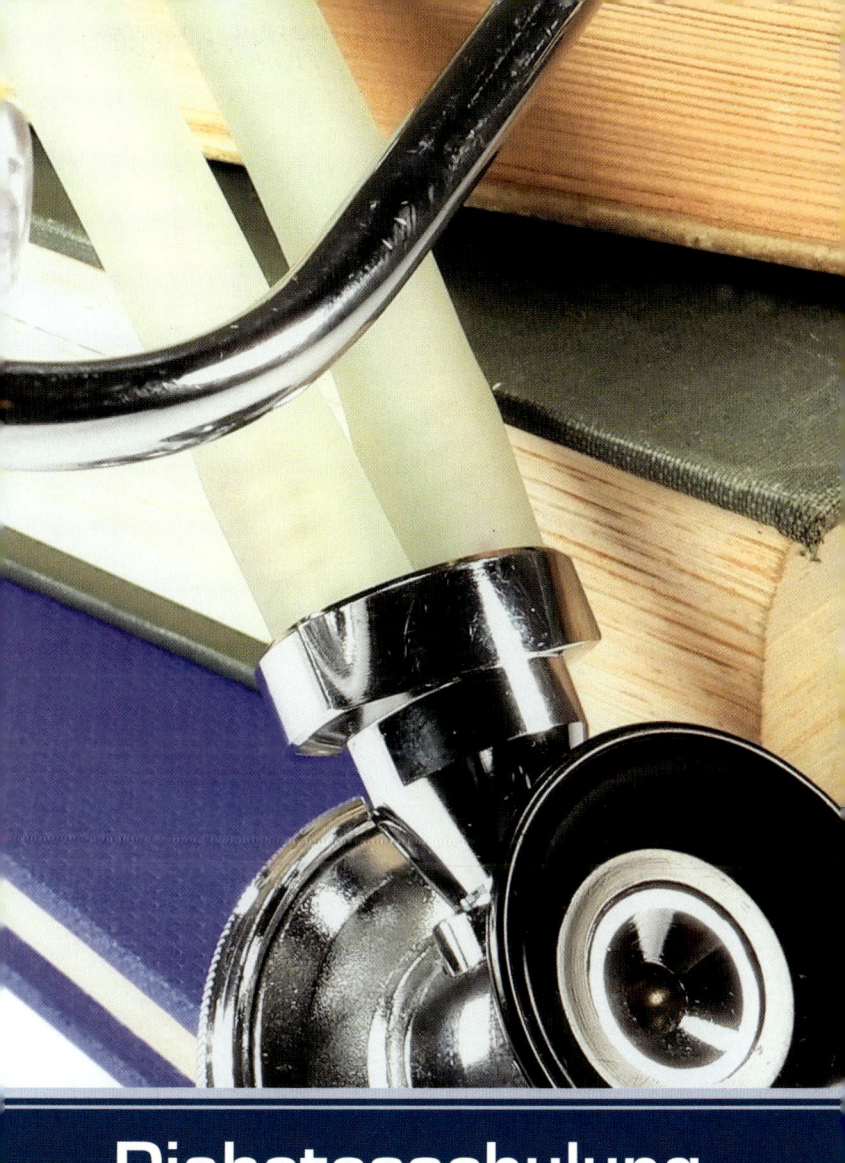

Diabetesschulung und -therapie

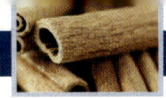

Auf Qualität der Schulung achten

Eine gute Diabeteseinstellung ist nur dann möglich, wenn die Patienten gut geschult werden. Bei einer Schulung wird alles Notwendige vermittelt, um den Diabetiker dabei zu unterstützen, mit seiner Krankheit bestmöglich umzugehen, und um seine Lebensqualität so wenig wie möglich zu verschlechtern. Die lebenslange Anwesenheit des Diabetes und die nach langer Krankheitsdauer oft auch schweren Folgeerkrankungen des Diabetes mellitus erfordern eine ständige Anpassung und Bewältigung in vielfältigen Lebensbereichen.

Auf Qualität der Schulung achten

Es gibt unterschiedliche Therapien für die verschiedenen Diabetesformen, denn ein Typ-1-Diabetes wird anders gehandhabt als ein Typ-2-Diabetes. Jede Therapieform sollte von den Betroffenen unbedingt in einer Einrichtung gelernt werden, in der sich das Personal sehr gut mit Diabetes auskennt. Die Schulung wird heutzutage meistens ambulant durchgeführt, zum Beispiel in diabetischen Schwerpunktpraxen. Diese Schwerpunktpraxen arbeiten eng mit den jeweiligen Hausärzten zusammen. Durch Diabetesberater oder Diätassistenten mit einer Zusatzausbildung zum »Diabetesberater/in DDG« findet eine qualifizierte Schulung statt.

Manchmal sind auch Schulungen während eines Klinikaufenthaltes nötig. Dabei sollten diese Schulungen unbedingt in Kliniken mit diabetischem Schwerpunkt stattfinden. Adressen von diabetologischen Schwerpunktpraxen und auf Diabetes mellitus spezialisierten Kliniken erhalten Sie bei der Deutschen Diabetes Gesellschaft (DDG) und beim Deutschen Diabetiker Bund (DDB).

Es besteht Nachholbedarf

Diabetesschulungen sollten gut strukturiert sein und den Empfehlungen der Deutschen Diabetes Gesellschaft entsprechen. Schnellkurse sind dagegen nicht empfehlens-

Auf Qualität der Schulung achten

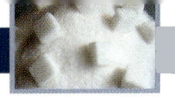

wert. Die Schulung aller Diabetiker gehört zu den Grundlagen einer jeden Diabetesbehandlung, doch heutzutage werden leider weniger als die Hälfte der Diabetiker umfassend geschult. Von den insgesamt 4 bis 5 Millionen Diabetikern, die sich in ärztlicher Behandlung befinden, sind nur 20 % geschult, berichtet das Deutsche Diabetes Journal.

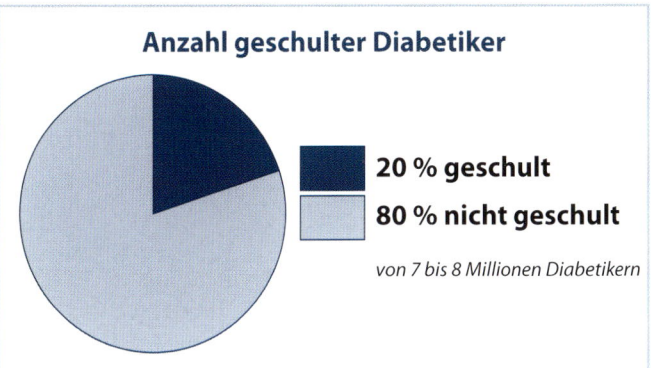

Anzahl geschulter Diabetiker

- 20 % geschult
- 80 % nicht geschult

von 7 bis 8 Millionen Diabetikern

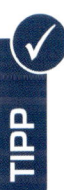

> **TIPP**
> Ideal ist es, wenn außer der an Diabetes mellitus erkrankten Person auch der Partner oder die Familienmitglieder in die Schulung miteinbezogen werden.

Diese Zahl ergibt sich anhand von Abrechnungszahlen der Krankenkassen, Anforderungen von Schulungsmaterialien und Behandlungszahlen der in der ASD (Arbeitsgemeinschaft Strukturierte Diabetestherapie) oder in der ADDK (Arbeitsgemeinschaft Deutscher Diabetes-Kliniken) organisierten Kliniken.

Das Ziel, dass jeder Patient geschult ist, wird kaum zu erreichen sein. Denn einige Patienten lassen sich einfach nicht schulen, bei anderen ist dies aus Krankheitsgründen nicht möglich (zum Beispiel Personen mit Altersdemenz).

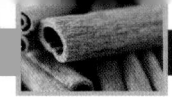

Auf Qualität der Schulung achten

Inhalt der Diabetesschulungen

Diabetesschulungen beinhalten folgende Themen:

- Vorbeugen von Unterzuckerungen (Hypoglykämien) für insulin- und sulfonylharnstoffbehandelte Diabetiker
- Wahrnehmungstraining, um rechtzeitig Hypoglykämien zu erkennen
- Richtiges Verhalten bei einer Hypoglykämie
- Selbstkontrollverfahren (Blutzucker- und Blutdruckmessungen)
- Selbstaufmerksamkeitstraining, um ein diabetisches Fußsyndrom zu erkennen
- Vorbeugung von Koma und Ketoazidose (bei starker Hyperglykämie = Überzuckerung)
- Bewältigung von Ängsten vor allgemeinen Gefahren bei Diabetes mellitus und/oder Hypoglykämien
- Aktive Auseinandersetzung mit der Krankheit
- Umgang mit Geräten wie Blutzuckermessgerät und eventuell Insulinspritze

Hilfe zur Selbstständigkeit

Im Zusammenhang mit einer Diabetesschulung wird oft der Begriff »Empowerment« genannt. Empowerment ist ein Konzept in der Diabetesschulung, das bedeutet, den Patienten in die Lage zu versetzen, aus dem Therapieangebot für sich selbst das Passende auszuwählen und der jeweiligen persönlichen Lebensführung anzupassen. Der Patient erhält Stärkung, also »Power«, für seine Verwirklichung der Therapieziele. Die Selbstständigkeit des Patienten ist in jedem Fall dabei wichtiger als die Befolgung von Verschreibungen. Es werden psychosoziale und verhaltenstherapeutische Hilfen angeboten, welche die Patienten dabei unterstützen, eigenverantwortlich ihre Wahl zu treffen.

Prävention durch gesunde Ernährung

Die Diabeteskost ist ein entscheidendes Element in der Diabetestherapie. Dabei ist es wichtig zu wissen, dass die Diabeteskost heutzutage nicht mehr die Einhaltung eines strengen Essensplans bedeutet, wie es zu früheren Zeiten der Fall war. Bedeutsam ist hingegen die Fähigkeit, das einzuschätzen, was mit dem Essen zu sich genommen wird. Nur mit Kenntnis der Blutzuckerauswirkungen der Nährstoffe funktioniert die intensivierte Insulinbehandlung bei Typ-1-Diabetikern, und nur so werden die Therapieziele beim Typ-2-Diabetiker erreicht. Hilfreich zur Bewertung von Lebensmitteln ist dabei eine BE-Tabelle (siehe Literaturhinweise).

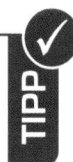

Ein strenger Essensplan für Diabetiker ist heutzutage unnötig. Wichtig ist zu wissen, welche Wirkung die Nährstoffe auf den Blutzucker haben.

Vollwertige Kost für Gesunde wie für Diabetiker

Diabetiker sollten sich an eine vollwertige und bedarfsgerechte Kost halten, die den allgemeinen Ernährungsempfehlungen für Gesunde entspricht. Die Empfehlungen orientieren sich an der mediterranen Küche: komplexe Kohlenhydrate in Form von Ballaststoffen, Gemüse, pflanzliche Öle, kaum tierische Fette, dafür viel Fisch, Früchte und Milchprodukte. Entscheidende Elemente in der Therapie des Typ-2-Diabetes sind die Umsetzung der Ernährungsempfehlungen sowie eine verstärkte körperliche Aktivität.

Viele Kohlenhydrate - aber die richtigen

Die Ernährungsweise bei der Diagnose Diabetes mellitus sollte vollwertig, ballaststoff- und kohlenhydratreich sein. Mit Kohlenhydraten sind aber nicht die kurzkettigen Kohlenhydrate gemeint, wie sie zum Beispiel in Haushaltszucker

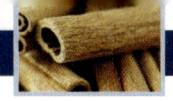

Die Nährstoffe im Essen

oder Süßigkeiten vorkommen. Die langkettigen Kohlenhydrate sollten auf dem Ernährungsplan ganz oben stehen, sie finden sich beispielsweise in Kartoffeln, Vollkornprodukten oder Reis. Weiterhin sollte die Ernährungsweise fettarm und nicht zu eiweißhaltig sein. Insgesamt sollte der Anteil an Kohlenhydraten und einfach ungesättigten Fettsäuren (kommen beispielsweise in Pflanzenölen vor) 60 bis 70 Prozent der Gesamtkalorien ausmachen.

Die Nährstoffe im Essen

Nährstoffe aus der Nahrung liefern uns Energie in Form von Kalorien. Zu den Energielieferanten zählen Kohlenhydrate, Eiweiße und Fette. Die Energie aus diesen Nährstoffen benötigt der menschliche Organismus für sein Wachstum und für die körperliche und geistige Leistungsfähigkeit. Weiterhin sind Vitamine, Mineralstoffe, Ballaststoffe und Wasser lebensnotwendig - ohne sie können die Körperfunktionen nicht aufrechterhalten werden. Alkohol ist kein lebensnotwendiger Nährstoff, aber da er oft als Bestandteil der Lebensqualität angesehen wird, soll er hier ebenfalls erwähnt werden.

Die Energielieferanten haben unterschiedliche Brennwerte, liefern also verschiedene Mengen an Energie, die in Kilokalorien (kcal) oder Kilojoule (kJ) gemessen wird. So liefert 1 Gramm Fett mit 9,3 kcal doppelt so viel Energie wie Eiweiß und Kohlenhydrate mit je 4,1 kcal.

Kohlenhydrate als wichtigster Energielieferant

Kohlenhydrate erhöhen im Gegensatz zu Fett und Eiweiß direkt den Blutzuckerspiegel. Das ist durchaus erwünscht, denn der Blutzucker liefert die Energie für die Körperzellen. Kohlenhydrate werden fast ausschließlich in Form von pflanzlichen Nahrungsmitteln verzehrt. Dazu zählen stärke- und zuckerhaltige Produkte wie Kartoffeln, Mehl, Reis, Obst, Gemüse, Zucker und Honig.

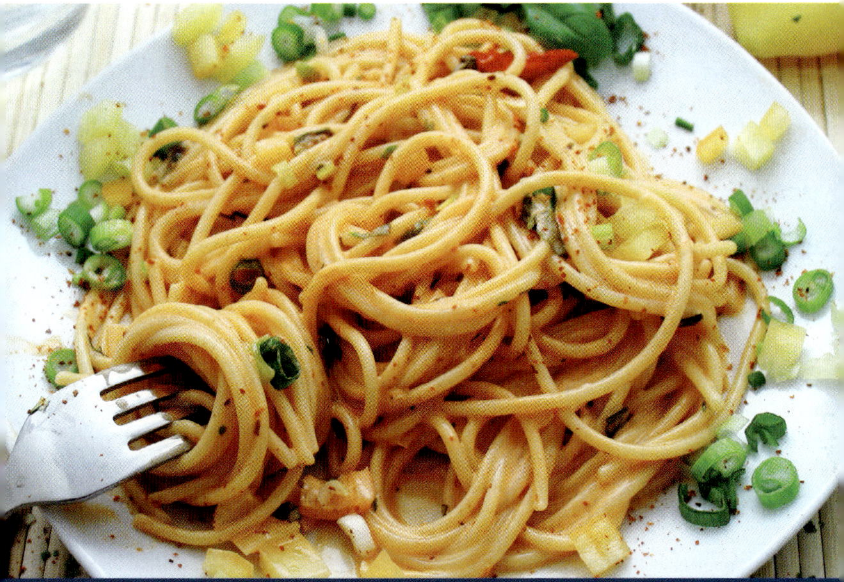

Die Nährstoffe im Essen

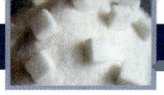

Nudeln, Brot & Co. sind heute für Diabetespatienten kein Tabu mehr - wichtig ist die Berücksichtigung des glykämischen Index.

Je nach ihrer Zusammensetzung lassen die Kohlenhydrate den Blutzuckerspiegel unterschiedlich schnell ansteigen. Für diese Steigerung des Blutzuckerspiegels hat man inzwischen eine Messzahl gefunden, und zwar den glykämischen Index. Der glykämische Index eines Lebensmittels sagt aus, wie schnell und wie stark der Verzehr den Blutzucker ansteigen lässt. Je niedriger der glykämische Index ist, desto langsamer steigt der Blutzuckerspiegel an und desto besser ist die Sättigung. Dies ist vor allem bei Vollkornprodukten der Fall.

Für Diabetiker ist es wichtig, dass mindestens die Hälfte ihrer Energiezufuhr aus solchen »guten« Kohlenhydraten stammt. Insbesondere für Typ-2-Diabetiker ist es von Bedeutung, anhaltend sättigende Lebensmittel zu verzehren, um Gewicht zu reduzieren und dem Heißhunger vorzubeugen. Diabetiker, die Insulin spritzen, achten darauf, dass sich ihre verzehrte Kohlenhydratmenge, die sich in BE berechnet, mit der Insulindosierung in der Waage hält.

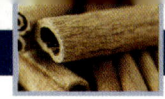

Die Nährstoffe im Essen

niedriger glykämischer Index		mittlerer glykämischer Index	
Kartoffeln	49	Graubrot	68
Vanilleeis	42	Spaghetti	64
Äpfel	33	Haferflocken	64
Linsen	30	Vollkornbrot	63
Milch	29	Saccharose (Haushaltszucker)	62
Pflaumen	25	**hoher glykämischer Index**	
Erbsen	23	Glukose	100
Bitterschokolade	22	Coca-Cola	97
Fruchtzucker	21	Bier	74
Erdnüsse	12	Weißbrot	73

Was lässt den Blutzuckerspiegel ansteigen?

Ballaststoffe machen satt und regulieren den Blutzucker

Ballaststoffe sind unverdauliche Nahrungsfasern und keinesfalls nur »Ballast« für den Körper. Sie zählen zu den Kohlenhydraten (mit Ausnahme von Lignin), liefern aber weder Kalorien noch erhöhen sie den Blutzuckerspiegel. Lebensmittel, die ballaststoffreich sind, sorgen für eine lang anhaltende Sättigung, fördern die Darmbewegung und beugen damit Verstopfung vor. Ballaststoffe sorgen auch dafür, dass der Blutzuckerspiegel langsamer ansteigt. Obst, Gemüse und Salate sowie Vollkornprodukte liefern viele Ballaststoffe und sollten daher regelmäßig auf dem Speiseplan stehen. Lebensmittel mit wenig Ballaststoffanteil, wie Weißbrot oder Baguette, lassen den Blutzucker dagegen sehr schnell ansteigen.

Weitere positive Effekte von Ballaststoffen sind die Senkung des Cholesterinspiegels und ihre vorbeugende Wirkung auf Dickdarmkrebs.

Die Nährstoffe im Essen

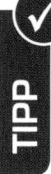

Bei einer ballaststoffreichen Ernährungsweise sollte möglichst viel getrunken werden - mindestens 2,5 Liter Flüssigkeit pro Tag -, damit die Ballaststoffe quellen können.

Zucker - früher für Diabetiker verboten, heute erlaubt

Noch vor wenigen Jahren waren Zucker und zuckerhaltige Nahrungsmittel für Diabetiker verboten. Diabetiker durften nur Zucker zu sich nehmen, wenn sie unterzuckert waren. Durch neueste Forschungen haben Wissenschaftler jedoch herausgefunden, dass der Einfluss des Zuckers auf den Anstieg des Blutzuckerspiegels nicht so stark ist, wie bisher angenommen wurde. Trotzdem können Typ-2-Diabetiker nicht von diesen neuen Erkenntnissen profitieren, denn zuckerreiche Nahrungsmittel enthalten viele Kalorien. Typ-1-Diabetiker und schlanke Typ-2-Diabetiker können jedoch bei entsprechender Beachtung der BE durchaus in Maßen zucker- oder honighaltige Produkte essen. Die Blutzuckersteigerung von Honig entspricht der von Saccharose (Haushaltszucker). Eine besondere antidiabetische Wirkung von Honig ist nicht nachgewiesen. Er sollte daher wie normaler Zucker sparsam verwendet werden.

Süßstoffe und Zuckeraustauschstoffe als süße Alternative zu Zucker

Süßstoffe sind kalorienfrei und für übergewichtige Diabetiker empfehlenswert. Sie werden synthetisch hergestellt oder stammen aus Früchten. Die wichtigsten Produkte dieser Gruppe sind: Saccharin, Sucralose, Cyclamat, Acesulfam Kalium, Aspartam, Thaumatin und Neohesperidin-DC.

Die Süßkraft der Süßstoffe liegt um ein Vielfaches höher als die von Zucker. Außerdem lösen sie keine Hungergefühle aus. Cyclamat und Saccharin wirken auch nicht krebser-

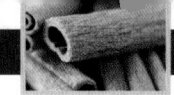

Die Nährstoffe im Essen

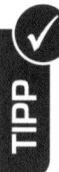

TIPP

Süßstoffe sind als Zuckerersatz gut für Diabetiker geeignet und helfen beim Abnehmen.

regend, wie in der Vergangenheit vermutet. Weitere Forschungen widerlegten dies. Werden Süßstoffe in normalen Mengen verzehrt, sind sie also gesundheitlich unbedenklich, zudem fördern sie keine Karies, was ein weiterer Vorteil ist. Zum Süßen von Getränken, Desserts oder Saucen sind Süßstoffe optimal geeignet.

Man sollte Süßstoffe nicht mit Zuckeraustauschstoffen verwechseln, denn im Gegensatz zu den Süßstoffen enthalten Zuckeraustauschstoffe durchaus Kalorien.

Zu den Zuckeraustauschstoffen zählen: Fructose, Sorbit, Xylit, Mannit, Maltit, Lactit und Isomalt. Zuckeraustauschstoffe sind wesentlicher Bestandteil von »Diabetiker-Lebensmitteln« und oft anstelle von Zucker in Gebäck, Konfitüren, Schokolade und Getränken enthalten. Dieses ist für Diabetiker durchaus sinnvoll. Trotzdem muss hier der Kalorien- und Fettgehalt beachtet werden.

Fett in der Ernährung

Fett liefert mit ca. 9 Kilokalorien pro Gramm am meisten Energie. Übermäßiger Fettkonsum ist der Hauptgrund für Übergewicht. Fett macht fett, darauf weisen Mediziner und Ernährungsberater immer wieder hin. Trotzdem ist Fett aus der Nahrung nicht ganz zu streichen, die Ernährungsexperten empfehlen einen moderaten Genuss von Fett in Form von hochwertigen Pflanzenölen oder Diätmargarine. Fett hat keine direkten Auswirkungen auf den Blutzuckerspiegel, für die Verstoffwechselung von Fett wird aber auch Insulin benötigt. Für übergewichtige Typ-2-Diabetiker ist es wichtig, besonders sparsam mit Fetten zu sein, um abnehmen zu können.

Die Nährstoffe im Essen

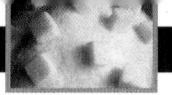

Fett ist nicht gleich Fett: Gesättigte Fettsäuren fördern eine Insulinresistenz und Fettstoffwechselstörungen. Sie sind reichlich in tierischen Produkten wie Fleisch, Wurst und Milchprodukten enthalten. Wählen Sie daher magere, fettarme Lebensmittel aus diesen Bereichen. Omega-3-Fettsäuren und ungesättigte Fettsäuren wirken sich dagegen positiv auf die Insulinwirkung und die Blutzuckereinstellung aus. Typ-2-Diabetiker sollten diese Fette bevorzugen, sie sind in pflanzlichen Ölen wie zum Beispiel Rapsöl enthalten und in Fisch. Mindestens zweimal wöchentlich sollte daher Fisch wie Lachs, Makrele oder Hering auf dem Speiseplan stehen.

Cholesterin im Zusammenhang mit erhöhten Blutfettwerten

Gerade bei Diabetikern finden sich häufig erhöhte Blutfettwerte, dadurch steigt das Risiko für Herz-Kreislauf-Erkrankungen. Bei erhöhten Cholesterinwerten ist es aber nicht zwingend erforderlich, sich besonders cholesterinarm zu ernähren, denn in der Regel hat das Nahrungscholesterin nur wenig Einfluss auf den Blutcholesterinspiegel. Eine Kost, die fettarm ist, aber pflanzliche Fette und Fisch enthält, kann sich sogar senkend auf die Cholesterinwerte im Blut auswirken.

Eiweiß - ein unersetzlicher Bestandteil unserer Nahrung

Eiweiß (Protein) gehört zu den wichtigsten Bestandteilen der Nahrung. Eiweiß ist lebenswichtig und wird im Körper als Baustein verwendet. Es wirkt sich nicht auf den Blutzuckerspiegel aus, und Diabetiker sollten dem Körper maximal ein Gramm Eiweiß pro Kilogramm Körpergewicht zuführen. Das sind ungefähr 15 Prozent des Gesamtenergiebedarfs aus der Nahrung. Im Übermaß kann Eiweiß die Nieren schädigen und ist mitverantwortlich für die Entstehung von Gicht. Für Diabetiker sind Fischeiweiß und Sojaeiweiß ideal. Experten beschreiben, dass Soja sogar einer Insulinresistenz vorbeugen kann.

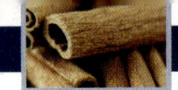

Die Nährstoffe im Essen

Vitamine und Mineralstoffe

Durch eine ausgewogene Ernährungsweise mit viel Obst und Gemüse wird normalerweise der Bedarf an den lebenswichtigen Vitaminen und Mineralstoffen gedeckt. Diabetiker haben jedoch einen höheren Bedarf, da auch ein höherer Verlust an Vitaminen und Mineralstoffen besteht. Ob zusätzlich entsprechende Präparate eingenommen werden müssen, sollte mit dem behandelnden Arzt, dem Diätassistenten oder dem Diabetesberater besprochen werden.

Viel trinken - aber wenig Alkohol

Mindestens 2,5 Liter sollte jeder Mensch täglich trinken. Für Diabetiker gut und nahezu unbegrenzt geeignet sind Früchte- und Kräutertees, Mineral- oder Leitungswasser. In Maßen dürfen ungezuckerte Light-Limonaden, schwarzer Tee und Kaffee getrunken werden, sie sind praktisch kalorienfrei. Fruchtsaftgetränke, Fruchtsäfte, Nektare und Sirupe sind für Diabetiker dagegen nicht geeignet.

Alkohol kann ebenfalls in Maßen genossen werden, jedoch sollte man beachten, dass in einem Gramm Alkohol fast ge-

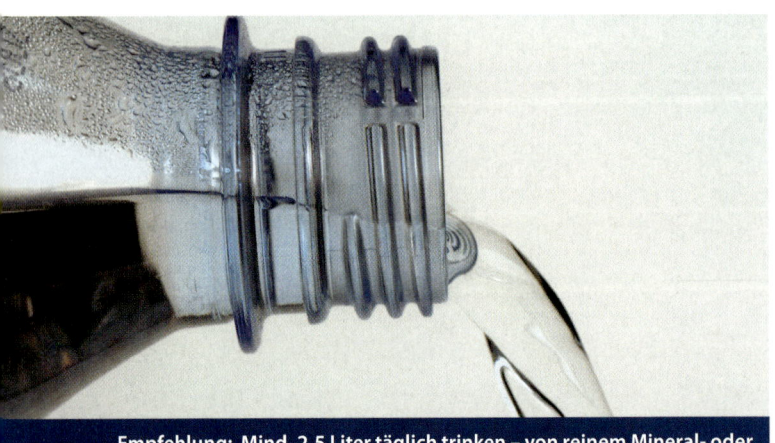

Empfehlung: Mind. 2,5 Liter täglich trinken – von reinem Mineral- oder Leitungswasser kann auch ohne Bedenken mehr getrunken werden

Die Nährstoffe im Essen

nauso viele Kalorien enthalten sind wie in einem Gramm Fett. Wer abnehmen möchte, sollte also lieber auf Alkohol verzichten. Diabetiker sollten mit ihrem Arzt besprechen, ob sie alkoholische Getränke trinken können. Besonders Diabetiker, die mit sulfonylharnstoffhaltigen, insulinotropen Medikamenten oder Insulin behandelt werden, sollten sich vor dem Alkoholgenuss bei ihrem Arzt informieren.

> **Zusammenfassend können wir Folgendes empfehlen:**
>
> - Eine diätetische Basistherapie für Typ-2-Diabetiker besteht aus einer ballaststoffreichen, fettbewussten Ernährung mit normalem Kaloriengehalt; bei Übergewicht oder Adipositas muss der Kaloriengehalt reduziert sein.
>
> - Bei Diabetes mellitus Typ 2 sollte im Rahmen eines Diätplans unter medizinischer Kontrolle und ärztlicher Beratung wässriger Zimtextrakt genommen werden. Man nimmt die Kapsel zu den Mahlzeiten mit ausreichend Flüssigkeit (beispielsweise dreimal täglich 1 Zimtkapsel).
>
> - Die diätetische Basistherapie sowie diätetische Behandlung wird durch körperliches Training (Ausdauersport) unterstützt.
>
> - Studien zeigen, dass wässriger Zimtexktrakt in der Lage ist, den Blutzuckerspiegel bei Typ 2 Diabetikern zu optimieren. Wichtig ist, dass die herkömmliche Therapie eingehalten und gegebenenfalls überprüft wird.
>
> - Bevor es zum Diabetes mellitus Typ 2 kommt, leiden viele Menschen an einer Diabetes-Vorstufe, die als Prädiabetes oder pathologische Glukosetoleranz bezeichnet wird. Damit der Diabetes nicht zum Ausbruch kommt, sollte die Bewegung gefördert und Übergewicht abgebaut werden. Zudem kann Zimt die Blutzuckerwerte weiter optimieren. Optimal ist wässriger Zimtextrakt.

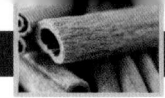

Die Nährstoffe im Essen

Das 14-Tage-Programm: Blutzucker natürlich senken

Optimale Blutzuckerwerte sind wichtig für Diabetiker und beugen bei guten Blutdruckwerten den gefürchteten Folgeerscheinungen des Diabetes mellitus wirksam vor. Die Zielsetzung des 14-Tage-Programms ist die natürliche Blutzuckersenkung. Natürlich macht es Ihre bisherigen Medikamente nicht überflüssig. Aber bei exakter Einhaltung des Programms bessern sich Ihre Blutzuckerwerte. Für Diabetiker, die nicht mit sulfonylharnstoffhaltigen, insulinotropen Medikamenten oder Insulin behandelt werden, ist eine Einhaltung von Zwischenmahlzeiten nicht erforderlich. Das Programm entspricht den aktuellen Empfehlungen der Diabetologie. Es ist so ausgerichtet, dass Sie bei Übergewicht 1 bis 2 Kilogramm abnehmen können. Wenn Sie bereits normalgewichtig sind, können Sie problemlos die Fettmenge sowie den Belag erhöhen, ohne die blutzuckersenkende Wirkung zu reduzieren.

> Wenn Ihnen Ihr Arzt empfohlen hat, Zwischenmahlzeiten einzuhalten, können Sie diese ganz leicht aus den Empfehlungen für Frühstück, Mittag- und Abendessen ableiten, indem Sie beispielsweise das Stück Obst oder den Joghurt aus dem Frühstück, Mittag- oder Abendessen herausnehmen und das Obst oder den Joghurt als jeweilige Zwischenmahlzeit verzehren.

In dem 14-Tage-Programm werden die bisher beschriebenen Maßnahmen umgesetzt.

- Die Ernährung senkt den Blutzucker und reguliert das Gewicht.
- Bewegung senkt den Blutzucker, verbessert die Insulinwirkung.
- Zimtextrakt senkt den Blutzucker natürlich und ist gesund!

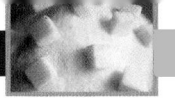

Das müssen Sie täglich beachten

Auf den folgenden Seiten finden Sie für jeden Tag eine genaue Auflistung der Nahrungsmittel, die Sie zu sich nehmen. Dazu kommen noch verschiedene Würzzutaten, die meist nicht angerechnet werden müssen. Das »Rahmenprogramm« ist jeden Tag in etwa gleich, daher wird es hier vorab in einer Übersicht dargestellt.

Frühstück

- Nehmen Sie täglich vor dem Frühstück 1 Kapsel mit wässrigem Zimtextrakt ein.
- Gehen Sie jeden Tag nach dem Frühstück 15 Minuten spazieren.
- Trinken Sie im Laufe des Vormittags reichlich Mineralwasser, süßstoffgesüßte Limonade oder Cola light.

Mittagessen

- Nehmen Sie täglich vor dem Mittagessen 1 Kapsel mit wässrigem Zimtextrakt ein.
- Gehen Sie täglich nach dem Mittagessen 15 Minuten spazieren.
- Im Laufe des Nachmittags trinken Sie reichlich Mineralwasser, süßstoffgesüßte Limonade oder Cola light.

Abendessen

- Nehmen Sie täglich vor dem Abendessen 1 Kapsel mit wässrigem Zimtextrakt ein.
- Nach dem Abendessen gehen Sie jeden Tag eine halbe Stunde zügig spazieren, walken, schwimmen oder fahren Rad.
- Im Laufe des Abends trinken Sie Mineralwasser, süßstoffgesüßte Limonade oder Cola light.

Lebensmittel	Menge	Energie

1. Tag

Frühstück

Vollkornbrot mit Konfitüre und Edamer

1 ½ Scheiben Vollkornbrot	75 g	140,9 kcal
Halbfettmargarine	5 g	18,1 kcal
Diabetikerkonfitüre mit Süßstoff	25 g	17,3 kcal
1 Scheibe Edamer	30 g	106,3 kcal
1 kleiner Apfel	125 g	64,8 kcal

Zwischenanalyse: 347,3 kcal; 4 BE

Mittagessen

Bohnen mit Kasseler und Kartoffeln

Pellkartoffeln	200 g	140,5 kcal
grüne Bohnen	250 g	63,3 kcal
1 Scheibe Kasseler	125 g	214,8 kcal
½ Teelöffel Rapsöl	3 g	26,3 kcal
1 kleine Banane	120 g	114,1 kcal

Zwischenanalyse: 559,1 kcal; 4,5 BE

Abendessen

Vollkornbrot mit Schinken, Tilsiter und Tomatensalat

1/2 Scheiben Vollkornbrot	75 g	140,9 kcal
Halbfettmargarine	5 g	18,1 kcal
1 Scheibe gekochter Schinken	30 g	33,8 kcal
1 Scheibe Tilsiter	30 g	106,3 kcal
Tomaten	250 g	43,6 kcal
1/2 Teelöffel Rapsöl	3 g	26,3 kcal
1 Becher fettarmer Fruchtjoghurt	150 g	124,0 kcal

Zwischenanalyse: 493,0 kcal; 3,5 BE

Kalorienzähler: 1400 kcal, 167 g Kohlenhydrate (12 BE), 35 g Ballaststoffe, 48 g Fett, 70 g Eiweiß

Lebensmittel	Menge	Energie

2. Tag

Frühstück

Vollkornbrötchen mit Konfitüre, rohem Schinken und Mandarinenjoghurt

2 Vollkornbrötchen	100 g	221,8 kcal
Halbfettmargarine	5 g	18,1 kcal
Diabetikerkonfitüre mit Süßstoff	25 g	17,3 kcal
2 Scheiben roher Schinken	20 g	23,3 kcal
1 Becher entrahmter Joghurt	150 g	57,0 kcal
2 Mandarinen	100 g	50,2 kcal

Zwischenanalyse: 387,6 kcal; 4 BE

Mittagessen

Möhrengemüse mit Kartoffeln und Schnitzel

Pellkartoffeln	200 g	140,5 kcal
Möhren	250 g	64,5 kcal
1 kleines Schweineschnitzel	120 g	128,5 kcal
1 Teelöffel Rapsöl	5 g	43,8 kcal
1 kleiner Apfel	125 g	64,8 kcal

Zwischenanalyse: 442,2 kcal; 3,5 BE

Abendessen

Vollkornbrot mit Mortadella, Gouda und Gurkensalat

2 Scheiben Vollkornbrot	100 g	187,9 kcal
Halbfettmargarine	5 g	18,1 kcal
1 Scheibe Geflügelmortadella	30 g	52,2 kcal
1 Scheibe Gouda	30 g	109,5 kcal
Gurke	200 g	24,4 kcal
1 Teelöffel Rapsöl	5 g	43,8 kcal
1 kleine Birne	125 g	65,4 kcal

Zwischenanalyse: 501,2 kcal; 3,5 BE

Kalorienzähler: 1330 kcal, 177 g Kohlenhydrate (11 BE), 38 g Ballaststoffe, 34 g Fett, 75 g Eiweiß

Lebensmittel	Menge	Energie

3. Tag

Frühstück

Vollkornbrötchen mit Konfitüre und Camembert sowie Joghurt mit Haferflocken und Apfelraspeln

Lebensmittel	Menge	Energie
2 Vollkornbrötchen	100 g	221,8 kcal
Halbfettmargarine	5 g	18,1 kcal
Diabetikerkonfitüre mit Süßstoff	25 g	17,3 kcal
Camembert	30 g	86,3 kcal
1 Becher entrahmter Joghurt	150 g	57,0 kcal
1 Esslöffel trocken angeröstete Haferflocken	10 g	37,0 kcal
½ geriebener Apfel	60 g	31,1 kcal

Zwischenanalyse: 468,6 kcal; 4,5 BE

Mittagessen

Reis mit Lauch und gebratenem Kabeljaufilet

Lebensmittel	Menge	Energie
Reis ungeschält, gegart	200 g	224,2 kcal
Lauch	250 g	57,4 kcal
Kabeljaufilet	120 g	107,6 kcal
1 Teelöffel Rapsöl	5 g	43,8 kcal
1 kleine Orange	125 g	58,9 kcal

Zwischenanalyse: 491,7 kcal; 5 BE

Abendessen

Vollkornbrot mit Hüttenkäse, Lachsschinken und Bohnensalat

Lebensmittel	Menge	Energie
2 Scheiben Vollkornbrot	100 g	187,9 kcal
Halbfettmargarine	5 g	18,1 kcal
Hüttenkäse	30 g	30,7 kcal
2 Scheiben Lachsschinken	20 g	23,3 kcal
grüne Bohnen, gegart	200 g	50,7 kcal
1 Teelöffel Rapsöl	5 g	43,8 kcal
1 kleine Banane	120 g	114,1 kcal

Zwischenanalyse: 468,5 kcal; 4,5 BE

Kalorienzähler: 1430 kcal, 203 g Kohlenhydrate (14 BE), 36 g Ballaststoffe, 31 g Fett, 79 g Eiweiß

Lebensmittel	Menge	Energie

4. Tag

Frühstück

Hafer-Obst-Müsli und Frischkäsevollkornbrot

Lebensmittel	Menge	Energie
½ kleiner Apfel	60 g	31,1 kcal
Weintrauben	60 g	42,6 kcal
1 Mandarine	60 g	30,1 kcal
1 Becher entrahmter Joghurt	150 g	57,0 kcal
3 Esslöffel Haferflocken	30 g	111,0 kcal
1 Scheibe Vollkornbrot	50 g	93,9 kcal
Kräuterfrischkäse	30 g	100,6 kcal

Zwischenanalyse: 466,3 kcal; 4,5 BE

Mittagessen

Spaghetti mit Tomaten-Schinken-Sauce

Lebensmittel	Menge	Energie
Spaghetti eifrei, gegart	150 g	224,4 kcal
Tomaten	250 g	43,6 kcal
2 kleine Zwiebeln	100 g	28,0 kcal
1 Teelöffel Rapsöl	5 g	43,8 kcal
2 Scheiben gekochter Schinken	60 g	67,7 kcal
1 kleine Birne	120 g	62,8 kcal

Zwischenanalyse: 470,3 kcal; 5 BE

Abendessen

Vollkornbrot mit Butterkäse und kaltem Braten sowie Spargelsalat

Lebensmittel	Menge	Energie
½ Scheiben Vollkornbrot	75 g	140,9 kcal
Halbfettmargarine	5 g	18.1 kcal
1 Scheibe Butterkäse	30 g	89,6 kcal
2 dünne Scheiben kalter Braten	30 g	54,1 kcal
Spargel	200 g	32.0 kcal
1 Teelöffel Rapsöl	5 g	43,8 kcal
1 Becher Fruchtjoghurt mit Süßstoff	150 g	96,4 kcal

Zwischenanalyse: 475 kcal; 3 BE

Kalorienzähler: 1410 kcal, 178 g Kohlenhydrate (12,5 BE), 31 g Ballaststoffe, 45 g Fett, 69 g Eiweiß

Lebensmittel	Menge	Energie

5. Tag

Frühstück

Vollkornbrötchen mit Hüttenkäse und Konfitüre

2 Vollkornbrötchen	100 g	221,8 kcal
Hüttenkäse	30 g	24,5 kcal
Diabetikerkonfitüre mit Süßstoff	25 g	17,3 kcal
1 kleine Banane	120g	114,1 kcal

Zwischenanalyse: 377,7 kcal; 5 BE

Mittagessen

Pellkartoffeln mit Rinderfilet und Tomaten-Zwiebel-Gemüse

Pellkartoffeln	200 g	140,5 kcal
1 kleines Rinderfilet	120 g	181,3 kcal
1 Teelöffel Rapsöl	5 g	43,8 kcal
1 Zwiebel	50 g	14,0 kcal
Tomaten	200 g	34,9 kcal
1 Becher fettarme Dickmilch mit Früchten	150 g	124,0 kcal

Zwischenanalyse: 538,5 kcal; 4 BE

Abendessen

Vollkornbrot mit Esrom und Kalbsleberwurst sowie Tomaten-Gurken-Salat

1/2 Scheiben Vollkornbrot	75 g	140,9 kcal
Halbfettmargarine	5 g	18,1 kcal
1 Scheibe Esrom	30 g	94,1 kcal
Kalbsleberwurst	30 g	95,0 kcal
Gurke	125 g	15,2 kcal
Tomaten	125 g	24,5 kcal
1 Teelöffel Rapsöl	5 g	43,8 kcal
1 kleine Orange	120 g	56,5 kcal

Zwischenanalyse: 488,1 kcal; 3 BE

Kalorienzähler: 1404 kcal, 178 g Kohlenhydrate (12 BE), 30 g Ballaststoffe, 39 g Fett, 79 g Eiweiß

Lebensmittel	Menge	Energie

6. Tag

Frühstück

Vollkornbrötchen mit Lachsschinken und Konfitüre

2 Volkornbrötchen	100 g	221,8 kcal
Halbfettmargarine	5 g	18,1 kcal
Diabetikerkonfitüre mit Süßstoff	25 g	17,3 kcal
Lachsschinken	20 g	23,3 kcal
1 kleiner Apfel	120 g	62,2 kcal

Zwischenanalyse: 342,7 kcal; 5 BE

Mittagessen

Kartoffeln mit Schweinefilet und Erbsen-Möhren-Gemüse

Pellkartoffeln	200 g	140,5 kcal
Schweinefilet	120 g	162,9 kcal
1 Teelöffel Rapsöl	5 g	43,8 kcal
grüne Erbsen	125 g	102,2 kcal
Möhren	125 g	32,3 kcal
1 Becher Fruchtjoghurt mit Süßstoff	150 g	96,4 kcal

Zwischenanalyse: 578,1 kcal; 3 BE

Abendessen

Vollkornbrot mit Harzer und Musik, Mortadella sowie Apfel-Möhren-Rohkost

½ Scheiben Vollkornbrot	75 g	140,9 kcal
Halbfettmargarine	5 g	18,1 kcal
Harzer Käse	30 g	39,4 kcal
1 Scheibe Geflügelmortadella	30 g	52,2 kcal
Möhren	150 g	38,7 kcal
1/2 kleiner Apfel	60 g	31,1 kcal
1 Teelöffel Rapsöl	5 g	43,8 kcal
1 kleine Banane	120 g	114,1 kcal

Zwischenanalyse: 478,3 kcal; 4,5 BE

Kalorienzähler: 1399 kcal, 187 g Kohlenhydrate (12,5 BE), 42 g Ballaststoffe, 35 g Fett, 79 g Eiweiß

Lebensmittel	Menge	Energie

7. Tag

Frühstück

Leinsamenvollkornbrot mit Gouda und Konfitüre

Lebensmittel	Menge	Energie
1/2 Scheiben Leinsamenvollkornbrot	75 g	152,9 kcal
Halbfettmargarine	5 g	18,1 kcal
Diabetikerkonfitüre mit Süßstoff	25 g	17,3 kcal
1 Scheibe Gouda	30 g	109,5 kcal
Weintrauben	120 g	85,2 kcal

Zwischenanalyse: 382,9 kcal; 4 BE

Mittagessen

Kabeljau mit Kräuterreis und Kohlrabi

Lebensmittel	Menge	Energie
Naturreis, gegart	200 g	224,2 kcal
Kabeljaufilet	120 g	107,6 kcal
Kräuterfrisch käse	30 g	100,6 kcal
Kohlrabi	250 g	61,5 kcal
1 Becher fettarme Dickmilch mit Früchten	150 g	124,0 kcal

Zwischenanalyse: 617,9 kcal; 5 BE

Abendessen

Vollkornbrot mit Cervelatwurst und Hüttenkäse sowie Krautsalat

Lebensmittel	Menge	Energie
1/2 Scheiben Leinsamenvollkornbrot	75 g	152,9 kcal
Halbfettmargarine	5 g	18,1 kcal
Hüttenkäse	30 g	24,5 kcal
1 Scheibe Cervelatwurst	30 g	110,9 kcal
Weißkohl	250 g	62,1 kcal
entrahmter Joghurt	50 g	19,0 kcal
1 kleiner Apfel	120 g	62,2 kcal

Zwischenanalyse: 449,7 kcal; 3 BE

Kalorienzähler: 1451 kcal, 183 g Kohlenhydrate (12 BE), 31 g Ballaststoffe, 43 g Fett, 78 g Eiweiß

Lebensmittel	Menge	Energie

8. Tag

Frühstück

Vollkornbrötchen mit Frischkäse und Konfitüre

2 Vollkornbrötchen	100 g	221,8 kcal
Halbfettmargarine	5 g	18,1 kcal
Diabetikerkonfitüre mit Süßstoff	25 g	17,3 kcal
Frischkäse	30 g	84,4 kcal
2 Kiwis	130 g	79,2 kcal

Zwischenanalyse: 420.8 kcal; 5 BE

Mittagessen

Pellkartoffelsalat mit Schinken

Pellkartoffeln	200 g	140,5 kcal
Gewürzgurken	50 g	6,0 kcal
Zwiebel	50 g	14,0 kcal
2 Scheiben gekochter Schinken	60 g	67,7 kcal
entrahmter Joghurt	50 g	19,0 kcal
1 Teelöffel Rapsöl	5 g	43,8 kcal
1 kleine Orange	120 g	56,5 kcal

Zwischenanalyse: 347,5 kcal; 3,5 BE

Abendessen

Leinsamenbrot mit Camembert und Schmelzkäse sowie bunter Salat

2 Scheiben Leinsamenvollkornbrot	100 g	203,9 kcal
Halbfettmargarine	5 g	18,1 kcal
Camembert	30 g	86,3 kcal
Schmelzkäse	30 g	98,3 kcal
Gurke	100 g	12,2 kcal
Radieschen	50 g	7,3 kcal
Tomaten	100 g	17,4 kcal
1 Teelöffel Rapsöl	5 g	43,8 kcal
1 Becher Fruchtquark mit Süßstoff	150 g	109,7 kcal

Zwischenanalyse: 597,0 kcal; 3,5 BE

Kalorienzähler: 1365 kcal, 158 g Kohlenhydrate (12 BE), 33 g Ballaststoffe, 46 g Fett, 71 g Eiweiß

Lebensmittel	Menge	Energie

9. Tag

Frühstück

Vollkornbrötchen mit Kalbsleberwurst und Obstsalat

Lebensmittel	Menge	Energie
1 Vollkornbrötchen	50 g	110,9 kcal
Kalbsleberwurst	30 g	95,0 kcal
1 Kiwi	60 g	36,6 kcal
1/2 kleiner Apfel	60 g	31,1 kcal
1 kleine Orange	120 g	56,5 kcal
Weintrauben	60 g	42,6 kcal
1 Walnusskern	10 g	65,4 kcal

Zwischenanalyse: 438,1 kcal; 4,5 BE

Mittagessen

Frikadelle mit Pellkartoffeln und Lauch

Lebensmittel	Menge	Energie
Pellkartoffeln	200 g	140,5 kcal
1 Frikadelle (mit Rinderhackfleisch)	100 g	223,0 kcal
Lauch	250 g	57,4 kcal
1 Banane	120 g	114,1 kcal

Zwischenanalyse: 535 kcal; 4,5 BE

Abendessen

Leinsamenbrot mit Lachsschinken und Edamer sowie Eisbergsalat mit Mandarinen-Joghurt-Sauce

Lebensmittel	Menge	Energie
1/2 Scheiben Leinsamenvollkornbrot	75 g	152,9 kcal
Halbfettmargarine	5 g	18,1 kcal
Lachsschinken	20 g	23,3 kcal
1 Scheibe Edamer	30 g	106,3 kcal
Eisbergsalat	150 g	19,7 kcal
1 Mandarine	60 g	30,1 kcal
1/2 Becher entrahmter Joghurt	75 g	28,5 kcal
1 kleiner Apfel	120 g	62,2 kcal

Zwischenanalyse: 441,1 kcal; 3,5 BE

Kalorienzähler: 1414 kcal, 172 g Kohlenhydrate (12,5 BE), 36 g Ballaststoffe, 44 g Fett, 74 g Eiweiß

Lebensmittel	Menge	Energie

10. Tag

Frühstück

Vollkornbrötchen mit Mortadella, Gouda und Grapefruit

2 Vollkornbrötchen	100 g	221,8 kcal
Halbfettmargarine	10 g	36,2 kcal
1 Scheibe Geflügelmortadella	30 g	52,2 kcal
1 Scheibe Gouda	30 g	109,5 kcal
1 Grapefruit	120 g	59,9 kcal

Zwischenanalyse: 479,6 kcal; 4,5 BE

Mittagessen

Apfel-Sauerkraut mit Kasseler und Kartoffeln

Pellkartoffeln	200 g	140,5 kcal
1 dünne Scheibe Kasseler	120 g	206,2 kcal
Sauerkraut	250 g	41,8 kcal
1/2 Apfel	60 g	31,1 kcal
1 Becher Fruchtquark mit Süßstoff	150 g	109,7 kcal

Zwischenanalyse: 529,4 kcal; 3,5 BE

Abendessen

Leinsamenbrot mit Corned Beef und Schnittlauchhüttenkäse sowie Wachsbohnensalat

1/2 Scheiben Leinsamenvollkornbrot	75 g	152,9 kcal
Halbfettmargarine	5 g	18,1 kcal
1 Scheibe Corned Beef	30 g	37,9 kcal
Hüttenkäse	30 g	24,5 kcal
Wachsbohnen	200 g	63,1 kcal
1 Zwiebel	50 g	14,0 kcal
1 kleine Banane	120 g	114,1 kcal

Zwischenanalyse: 424,5 kcal; 3,5 BE

Kalorienzähler: 1434 kcal, 167 g Kohlenhydrate (11,5 BE), 40 g Ballaststoffe, 39 g Fett, 91 g Eiweiß

Lebensmittel	Menge	Energie

11. Tag

Frühstück

Himbeerhaferflocken-Müsli

Lebensmittel	Menge	Energie
Himbeeren (frisch oder tiefgefroren)	150 g	50,9 kcal
Haferflocken	50 g	185,0 kcal
Buttermilch	150 g	53,8 kcal
1 kleine Banane	120 g	114,1 kcal

Zwischenanalyse: 403,8 kcal; 5,5 BE

Mittagessen

Pellkartoffeln mit Spinat und Spiegelei

Lebensmittel	Menge	Energie
Pellkartoffeln	200 g	140,5 kcal
Spinat (tiefgefroren)	250 g	50,2 kcal
2 Eier	100 g	148,7 kcal
1 Teelöffel Rapsöl	5 g	43,8 kcal
1 Becher Fruchtdickmilch mit Süßstoff	150 g	93,6 kcal

Zwischenanalyse: 476,7 kcal; 3 BE

Abendessen

Vollkornbrot mit Bierwurst und Tilsiter sowie Chicorée mit Zitronenjoghurt-Dressing -Salat

Lebensmittel	Menge	Energie
1/2 Scheiben Vollkornbrot	75 g	140,9 kcal
Halbfettmargarine	5 g	18,1 kcal
1 Scheibe Bierwurst	30 g	75,5 kcal
1 Scheibe Tilsiter	30 g	106,3 kcal
Chicoree	200 g	34,4 kcal
1 kleine Orange	120 g	56,5 kcal
1/2 Becher entrahmter Joghurt	75 g	28,5 kcal
1 kleiner Apfel	120 g	62,2 kcal

Zwischenanalyse: 522,4 kcal; 4 BE

Kalorienzähler: 1403 kcal, 169 g Kohlenhydrate (12,5 BE), 43 g Ballaststoffe, 45 g Fett, 67 g Eiweiß

Lebensmittel	Menge	Energie

12. Tag

Frühstück

Vollkornbrötchen mit Kräuterquark und Konfitüre

2 Vollkornbrötchen	100 g	221,8 kcal
Halbfettmargarine	5 g	18,1 kcal
Diabetikerkonfitüre mit Süßstoff	25 g	17,3 kcal
Kräuterquark	30 g	34,0 kcal
1 Becher Fruchtjoghurt mit Süßstoff	150 g	96,4 kcal

Zwischenanalyse: 387,6 kcal; 4,5 BE

Mittagessen

Linseneintopf mit Würstchen

getrocknete Linsen	50 g	138,9 kcal
Möhren	50 g	12,9 kcal
Blumenkohl	50 g	11,4 kcal
Kohlrabi	50 g	12,3 kcal
1/2 Zwiebel	30 g	8,4 kcal
1 Teelöffel Rapsöl	5 g	43,8 kcal
1 kleines Würstchen	100 g	296,4 kcal
1 kleiner Apfel	120 g	62,2 kcal

Zwischenanalyse: 586,2 kcal; 3 BE

Abendessen

Vollkornbrot mit Schmelzkäse und Schinken sowie Rote-Beete-Apfel-Salat

1/2 Scheiben Vollkornbrot	75 g	140,9 kcal
Halbfettmargarine	5 g	18,1 kcal
Schmelzkäse	30 g	98,3 kcal
roher Schinken	20 g	23,3 kcal
Rote Beete	150 g	48,4 kcal
1/2 kleiner Apfel	60 g	31,1 kcal
1/2 Zwiebel	30 g	8,4 kcal
1 kleine Birne	120 g	62,8 kcal

Zwischenanalyse: 431,3 kcal; 3,5 BE

Kalorienzähler: 1405 kcal, 161 g Kohlenhydrate (11 BE), 40 g Ballaststoffe, 57 g Fett, 61 g Eiweiß

Lebensmittel	Menge	Energie

13. Tag

Frühstück

Vollkornbrötchen mit Konfitüre und Vollkornbrot mit Eischeiben und Senf

1 Vollkornbrötchen	50 g	110,9 kcal
Halbfettmargarine	5 g	18,1 kcal
Diabetikerkonfitüre mit Süßstoff	25 g	17,3 kcal
1 Ei	50 g	74,3 kcal
1 Scheibe Vollkornbrot	50 g	93,9 kcal
2 Mandarinen	120 g	60,2 kcal

Zwischenanalyse: 374,7 kcal; 4,5 BE

Mittagessen

Gebratene Forelle mit Pellkartoffeln und Blumenkohlgemüse

Pellkartoffeln	200 g	140,5 kcal
Forellenfilet	120 g	147,1 kcal
1 Teelöffel Rapsöl	5 g	43,8 kcal
Blumenkohl	250 g	56,8 kcal
1 Becher Fruchtdickmilch mit Süßstoff	150 g	93,6 kcal

Zwischenanalyse: 481,8 kcal; 3 BE

Abendessen

Leinsamenvollkornbrot mit Geflügelmortadella und Butterkäse sowie Kohlrabi-Apfel-Rohkost

2 Scheiben Leinsamenvollkornbrot	100 g	203,9 kcal
Halbfettmargarine	10 g	36,2 kcal
1 Scheibe Geflügelmortadella	30 g	52,2 kcal
1 Scheibe Butterkäse	30 g	89,6 kcal
Kohlrabi	200 g	49,2 kcal
1/2 kleiner Apfel	60 g	31,1 kcal
1 kleine Banane	120 g	114,1 kcal

Zwischenanalyse: 576,4 kcal; 5,5 BE

Kalorienzähler: 1433 kcal, 176 g Kohlenhydrate (13 BE), 39 g Ballaststoffe, 41 g Fett, 84 g Eiweiß

Lebensmittel	Menge	Energie

14. Tag

Frühstück

Vollkornbrötchen mit Konfitüre und Camembert

2 Vollkornbrötchen	100 g	221,8 kcal
Halbfettmargarine	5 g	18,1 kcal
Diabetikerkonfitüre mit Süßstoff	25 g	17,3 kcal
Camembert	30 g	86,3 kcal
1 Becher Fruchtjoghurt mit Süßstoff	150 g	96,4 kcal

Zwischenanalyse: 439,9 kcal; 4 BE

Mittagessen

Gebratene Putenbrust mit Pellkartoffeln und Apfel-Zwiebel-Rotkohl

Putenbrust	120 g	127,9 kcal
1 Teelöffel Rapsöl	5 g	43,8 kcal
Pellkartoffeln	200 g	140,5 kcal
Rotkohl	250 g	44,8 kcal
1/2 Zwiebel	30 g	8,4 kcal
1/2 kleiner Apfel	60 g	31,1 kcal
1 kleine Banane	120 g	114,1 kcal

Zwischenanalyse: 510,7 kcal; 4,5 BE

Abendessen

Vollkornbrot mit Gouda und ein Paprika-Nudel-Salat

1 Scheibe Vollkornbrot	50 g	93,9 kcal
Halbfettmargarine	5 g	18,1 kcal
1 Scheibe Gouda	30 g	109,5 kcal
rote Paprikaschote	100 g	36,8 kcal
Teigwaren eifrei, gegart	50 g	74,8 kcal
1 Tomate	50 g	8,7 kcal
1/2 Zwiebel	30 g	8,4 kcal
1 Teelöffel Rapsöl	5 g	43,8 kcal
1 kleine Orange	120 g	56,5 kcal

Zwischenanalyse: 450,5 kcal; 3,5 BE

Kalorienzähler: 1405 kcal, 161 g Kohlenhydrate (11 BE), 40 g Ballaststoffe, 57 g Fett, 61 g Eiweiß

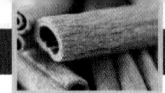

Adressen

Deutsches Kompetenzzentrum Gesundheitsförderung und Diätetik e.V.
Mareike Carlitscheck,
Adolphstraße 5, 50679 Köln,
E-Mail: mcarlitscheck.dkgd@email.de, www.dkgd.de

Deutscher Diabetiker Bund (DDB)
Goethestr. 27
34119 Kassel
Tel.: 0561/703477-0
Fax: 0561/703477-1
E-Mail: info@diabetikerbund.de
www.diabetikerbund.de

Bund diabetischer Kinder und Jugendlicher e.V. (BdKJ)
Hahnbrunner Str. 46
67659 Kaiserslautern
Tel.: 0631/76488
Fax: 0631/97222
E-Mail: diabeteskl@aol.com
www.bund-diabetischer-kinder.de

Deutsche Diabetes Gesellschaft e.V. (DDG)
Bürkle-de-la-Camp-Platz 1
44789 Bochum
Tel.: 0234/93095-6
Fax: 0234/93095-7
E-Mail: info@ddg.info
www.deutsche-diabetes-gesellschaft.de

Literatur

Dr. med. Hartwig Witte, Gütersloh: Anwendungsbeobachtung, 2004, Diabetologische Schwerpunktpraxis

B. Mang et al.: Effects of a cinnamon extract on plasma glucose, HbA1c and serum lipids in diabetes mellitus Type 2, 2006, European Journal of Clinical Investigation, 36, 340 - 344

Belitz, H.-D., et al.: Lehrbuch der Lebensmittelchemie. Springer, Berlin 2001

Biesalski, H.-K., et al.: Ernährungsmedizin. Thieme, Stuttgart 2004

Deutscher Gesundheitsbericht Diabetes 2003, Deutsche Diabetes Union. Kirchheim Verlag, Mainz

Ennet, D.: Lexikon der Pflanzenheilkunde: Wirkung, Anwendung, Botanik, Geschichte. Hippokrates, Stuttgart 1998

Hien, P; Böhm, B.: Diabetes-Handbuch. Eine Anleitung für Praxis und Klinik. Springer, Berlin, Heldelberg 2001

Kasper, H.: Ernährungsmedizin und Diätetik. Urban & Fischer, München 2004

Mehnert, H., et al.: Diabetologie In Klinik und Praxis. Thieme, Stuttgart 2003

Müller-Korbsch, M.: Diabetes Manual. Thieme, Stuttgart 2003

Müller, S.-D./Weißenberger C.; Ernährungsratgeber Diabetes, Schlütersche Verlagsanstalt, 2009

Müller, S.-D.: Diabetes-Ampel. Knaur, München 2003

Nuber, G.: Diabetes-Journal - das Buch. Kirchheim Verlag, Mainz 2002

Schauder, P; Ollenschläger, G.: Ernährungsmedizin. Prävention und Therapie. Urban & Fischer, München, Jena 2003

Register

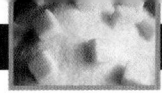

14-Tage-Programm 62

Altersdiabetes 4, 11, 18
Antikörper 18
Arteriosklerose 26
Augen 23, 25f

Ballaststoffe 53-57
Bauchspeicheldrüse 12f, 18, 19
Bewegung 3, 20, 22f, 30, 39, 47f, 6f
Bewegungsmangel 4, 19, 21, 28
Blutfettwert 3f, 6, 8, 23f, 26, 44f, 59
Bluthochdruck 4, 28, 30, 48
Blutzucker 11f, 14f, 24, 27, 40f, 44f, 54ff, 62
Blutzuckerwert 3f, 8, 10, 15f, 26f, 40, 43f, 47, 61f
Body-Mass-Index (BMI) 21

Diabetes
- Folgeerkrankungen 23f, 26f, 29, 50
- Schulung 49, 51f
- Therapie 4, 6ff, 20, 23f, 32, 39f, 42, 45ff, 49ff, 53, 61
- Typen 17

Eiweiß 54, 59
Eiweißbausteine (Aminosäuren) 28
Energie 11ff, 54, 58
Erblindung 4, 27
Ernährung 23, 53, 58, 62

Fett 13, 28, 53f, 58f, 61
Fettstoffwechselstörungen 28, 48, 59
Fußsyndrom 23, 52

Gehirn 14
genetische Belastung 29
Gewichtsabnahme 18, 20, 22

Gicht 3, 59
Glukose 11ff, 17, 26, 56
Glukosetoleranz, gestörte 4, 19, 29f0, 61
Glukosetoleranztest (OGTT) 29
Glykämischer Index 55f

HbA1c-Wert 17
Herzinfarkt 4, 24, 26
Herz-Kreislauf-Erkrankung 24, 30, 59
Herz-Kreislauf-System 23, 38
Hyperinsulinämie 28
Hyperurikämie 28

Insulin 10-15, 18ff, 22, 28, 44f, 48, 55, 58, 61f
Insulinresistenz 6, 8, 13, 18f, 21f, 28f, 59
Insulinunempfindlichkeit 19, 28, 45f, 48

Kohlenhydrate 11f, 14, 53-56
Kontrolluntersuchungen 23, 26
Körperzellen 11-14, 18f, 22, 28, 44f, 48, 54

Lebensstil 20, 29

Medikamente 6, 14, 17, 20, 41f, 46, 61f
Metabolisches Syndrom 28f
Mineralstoffe 54, 60

Nervenerkrankungen 23, 25
Nierenerkrankung 23f
Nüchtern-Blutzucker 10, 15, 43, 46

oraler Glukosetoleranztest 29

Placebo 42f

Polyphenol MHCP 40, 44
Potenzstörungen 23

Schwangerschaft 17, 30, 39
Schwerpunktpraxen 50
Süßstoffe 57f

Tagebuch 27
Trinken 60f, 63

Übergewicht 4, 11, 19, 21, 28ff, 58, 61f
Überzuckerung (Hyperglykämie) 11, 14, 27, 52
Unterzuckerung (Hypoglykämie) 5, 14, 27, 46, 52
Urin 10, 24, 26f

Vitamine 54, 60

Zimt
- Aldehyd 36, 47
- Allergiker 36
- Baum 33-35
- Extrakt 6, 8, 30, 34, 39f, 45ff, 61ff
- Gewürz 6, 32f, 36-40
- Heilmittel 32, 37ff
- Kapseln 30, 42, 44, 45ff
- Öl 36f, 47
- Pulver 36, 47
- Sohlen 38
- Sorten 34
- Stange 33, 35f
- Studien 4, 7, 8, 30, 37, 39-46, 61

Zucker 4, 11, 13ff, 17, 19, 39, 44, 57
Zuckeraustauschstoffe 57f
Zuckerkrankheit 4, 10
Zuckerstoffwechsel 10ff, 14
Zwischenmahlzeiten 14, 62

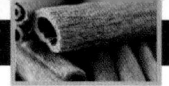

Impressum

© 1. Auflage 2005
Knaur Ratgeber Verlag
ISBN 3-426-64264-6

© 2. Auflage 2010
Verlagsgruppe Mainz
Süsterfeldstraße 83
52072 Aachen - Deutschland
Tel.: 02 41/87 34 34
Fax: 02 41/87 55 77
www.verlag-mainz.de

ISBN 978-3-86317-018-9

Herstellung/Satz:
Druck-& Verlagshaus Mainz GmbH
Süsterfeldstraße 83
52072 Aachen - Deutschland
Tel.: 02 41/87 34 34
Fax: 02 41/87 55 77
www.druckereimainz.de

Alle Rechte beim Autor.
Nachdruck – auch auszugsweise – nicht gestattet.

Der Verlag übernimmt keine Haftung für den Inhalt des Buches.

Bibliografische Information der Deutschen Bibliothek
Die Deutsche Bibliothek verzeichnet diese Publikation In der Deutschen Nationalbibliografie; detaillierte bibliografische Daten sind Im Internet über http://dnb.ddb.de abrufbar.

Bildnachweise Umschlagfotos:
Photl.com/Studio Cl Art

Fotos:
Kopfmarken: Photoxpress.com/ Laurent Hamels, photoxpress.com/sun_orbiter
S. 3: Verlagsarchiv
S. 4: Verlagsarchiv
S. 5: Autor
S. 6: Verlagsarchiv
S. 7: commons.wikimedia.org/wiki/File:Baton_de_cannelle.jpg - Foto von Bertrand Thiry
S. 9: morguefile.com/cohdra
S. 22: photoxpress.com/Pavel Losevsky
S. 27 Verlagsarchiv
S. 29 Verlagsarchiv
S. 31: photoxpress.com/Creative Studio
S. 37: photoxpress.com/ Celeste Clochard
S. 41: photoxpress.com/Lucky Dragon
S. 43: photoxpress.com/Pavel Siamionov
S. 47: Verlagsarchiv
S. 49: Photoxpress.com/Chad McDermott
S. 55: photoxpress.com/foodesign
S. 60: photoxpress.com/Richard Villalon
S. 64/65-76/77: Photoxpress.com/ Laurent Hamels

Wichtiger Hinweis

Die im Buch veröffentlichten Ratschläge wurden mit größter Sorgfalt von Verfassern und Verlag erarbeitet und geprüft. Eine Garantie kann jedoch nicht übernommen werden. Ebenso ist eine Haftung der Verfasser bzw. des Verlages und seiner Beauftragten für Personen-, Sach- oder Vermögensschäden ausgeschlossen.

Das Werk einschließlich aller seiner Teile ist urheberrechtlich geschützt. Jede Verwertung außerhalb des Urhebergesetzes ist ohne Zustimmung des Verlages unzulässig und strafbar. Das gilt insbesondere für Vervielfältigungen, Übersetzungen, Mikroverfilmungen und die Einspeicherung und Verarbeitung in elektronischen Systemen. Bei der Anwendung in Beratungsgesprächen, im Unterricht und in Kursen ist auf dieses Buch hinzuweisen.